Gastrokamera-Untersuchung

Grundlagen

Untersuchungstechnik, Bildbeurteilung, Ergebnisse

**mit den Referaten des Ersten Gastrokamera-Seminars,
13.–15. Juni 1969, Berlin**

Herausgegeben von Doz. Dr. H. Oshima
Gastprofessor an der Freien Universität Berlin,
Nippon-Ika-Universität, Tokyo,
Präsident der European Association for
Gastrokamera Diagnosis

unter Mitarbeit von Dr. W. Bergemann, Berlin

mit 33 Abbildungen und 48 Tabellen

WALTER DE GRUYTER
BERLIN · NEW YORK
1971

ISBN 3 11 002116 1

 – Satz: Composer Walter de Gruyter & Co., Berlin – Druck: Mercedes Druck, Berlin – Printed in Germany

Vorwort

Die Gastrokamera-Untersuchungsmethode hat in Europa in den letzten Jahren zunehmende Bedeutung erlangt. Um dem regen Interesse und dem vielfach geäußerten Wunsch nach einer übersichtlichen Darstellung dieser Methodik nachzukommen, wurde vom 13. bis 15. Juni 1969 das *Erste Gastrokamera-Seminar* (Leitung: H. OSHIMA) im Klinikum Steglitz der Freien Universität Berlin veranstaltet. Dabei wurden neben einführenden Referaten Instrumente, Untersuchungstechnik und insbesondere die Beurteilungsmethode mit ihren Kriterien behandelt. Durch Berichte einer Reihe von Arbeitsgruppen und Untersuchern aus 6 verschiedenen Ländern, in denen die Methode am weitesten verbreitet ist, konnten der Stand in Europa und die bisherigen Ergebnisse der Gastrokamera-Diagnostik dargelegt werden. Dabei kamen auch verschiedene Gedanken über die Gastrokamera-Untersuchungsmethodik zum Ausdruck.

Referate und Diskussionen dienten als Grundlagen dieses Buches, das als ein kurzes Lehrbuch der Gastrokamera-Diagnostik aufgefaßt werden soll. Um eine preiswerte Herausgabe zu ermöglichen, wurde auf die Wiedergabe von Diskussionsbeiträgen und auf Farbbilder verzichtet. Auf die meisten Fragen der Teilnehmer, soweit sie nicht durch die einzelnen Referate selbst beantwortet werden, geht der Herausgeber stattdessen in kurzen erläuternden Kommentaren ein.

Das Interesse an diesem diagnostischen Verfahren und dessen Bedeutung sind an der erfolgreichen ersten Veranstaltung dieser Art mit über 300 Teilnehmern aus 9 europäischen Ländern und des inzwischen abgehaltenen *2. Europäischen Gastrokamera-Symposion* sowie der Gründung der *European Association for Gastrocamera Diagnosis* zu ersehen.

Die Herausgabe dieser Grundlagen soll dem Endoskopiker eine Hilfe in der genauen makroskopischen Erkennung und Beurteilung der so häufigen Magenerkrankungen sein.

Mein herzlicher Dank für die Zusammenarbeit zur Herausgabe dieses Buches richtet sich an alle Referenten und insbesondere an meinen Mitarbeiter Herrn Dr. W. BERGEMANN. Nicht zuletzt gilt er dem Verlag Walter de Gruyter & Co, Berlin und Verlagsdirektor Herrn J. KÖNIG, für das Entgegenkommen und das Bemühen um eine ansprechende Ausgabe.

Berlin-Steglitz, im Sommer 1970 — Hiroshi OSHIMA

Inhaltsübersicht

Autorenverzeichnis

BERGEMANN, W., Dr. med., Medizinische Klinik und Poliklinik im Klinikum Steglitz der Freien Universität Berlin. 1 Berlin 45, Hindenburgdamm 30.

BISGAARD PEDERSEN, A., MD., Kirurgisk afd. A., Bispebjerg Hospital Bispebjerg Bakke 23. 2400 Copenhagen, Denmark.

EDMAR, D., MD., Röntgenavdelningen Sahlgrenska sjukhuset. Göteborg, Sweden.

FRANKE, H., Prof. Dr. med., Direktor der Chirurgischen Klinik und Poliklinik im Klinikum Steglitz der Freien Universität Berlin. 1 Berlin 45, Hindenburgdamm 30.

FREYBURG, G., Dr. med., Facharzt für Innere Krankheiten. 1 Berlin 13, Dihlmannstraße 16.

GABRIELSSON, N., MD., Röntgenavdelningen Karolinska sjukhuset. Stockholm 60, Sweden.

GALARZA, J., MD., Cayetano Heredia Universitat Lima, Peru. Ehem. Medizinische Klinik und Poliklinik im Klinikum Steglitz der Freien Universität Berlin. 1 Berlin 45, Hindenburgdamm 30.

GERSTENBERG, E., Prof., Dr. med., Oberarzt, Strahlenklinik und -Institut im Klinikum Steglitz der Freien Universität Berlin. 1 Berlin 45, Hindenburgdamm 30.

GIBBS, D.D., D.M., M.R.C.P., Consultant Physician, Good Hope General Hospital. Sutton Coldfield, Warwickshire, Great Britain.

HEINKEL, K., Prof. Dr. med., Ärztlicher Direktro der Medizinischen Klinik, Krankenhaus Bad Cannstatt, Abt. Rudolf-Sophien-Stift. 7 Stuttgart 1, Leonberger Straße 220

HILTNER, H., Dr. med., Oberarzt an der Medizinischen Klinik, Krankenhaus Bad Cannstatt, 7 Stuttgart 50, Prießnitzweg 24.

KNÖCHELMANN, R., Dr. med., ehem. Chirurgische Abteilung im Städtischen Rudolf-Virchow-Krankenhaus. 1 Berlin 65, Augustenburger Platz 1.

OSHIMA, H., Doz. Dr. med., Nippon-Ika-Universität, Tokyo, Japan. Gastprofessor an der Chirurgischen Klinik und Poliklinik im Klinikum Steglitz der Freien Universität Berlin. 1 Berlin 45, Hindenburgdamm 30.

OTTENJANN, R., Priv.-Doz., Dr. med., ehem. Oberarzt an der Medizinischen Klinik mit Poliklinik der Universität Erlangen-Nürnberg. Deutsche Klinik für Diagnostik AG. 62 Wiesbaden, Aukamm Allee 33.

PALME, G., Prof. Dr. med., Oberarzt an der Medizinischen Klinik und Poliklinik im Klinikum Steglitz der Freien Universität Berlin. 1 Berlin 45, Hindenburgdamm 30.

PIGER, A., Dr. med., Chirurgische Klinik und Poliklinik rechts der Isar der Technischen Hochschule München. 8 München 80, Ismaninger Straße 22.

PRIBILLA, W., Prof. Dr. med., Chefarzt der II. Inneren Abteilung im Städtischen Krankenhaus Moabit. 1 Berlin 21, Turmstraße 21.

RAHBEK, I., MD., ehem. Epidimiafd Blegdams hospitalet Blegdamsvej. 2200 Copenhagen, Denmark. Medicinsk afdeling B, Frederiksborg. Amts Centralsygehus, 3400 Hillerod, Denmark.

REHS, H. U., Doktorand an der Chirurgischen Klinik und Poliklinik im Klinikum Steglitz der Freien Universität Berlin. 1 Berlin 45, Hindenburgdamm 30.

RONSKÝ, R., MUDr., C.Sc., Abteilung für Innere Medizin, Poliklinik der Karls-Universität Prag. Praha 2, Karlovo nám. 32, ČSSR.

SCHÄFER, P. K., Dr. med., Medizinische Klinik und Poliklinik im Klinikum Steglitz der Freien Universität Berlin. 1 Berlin 45, Hindenburgdamm 30.

SCHWAB, M., Prof. Dr. med., Direktor an der Medizinischen Klinik und Poliklinik im Klinikum Steglitz der Freien Universität Berlin. 1 Berlin 45, Hindenburgdamm 30.

STADELMANN, O., Dr. med., ehem. Medizinische Klinik mit Poliklinik der Universität Erlangen-Nürnberg. Oberarzt an der Medizinischen Universitäts-Poliklinik. 52 Bonn, Wilhelmstraße 35–37.

TSCHAIKOWSKI, K. L., Dr. med., Facharzt für Innere Krankheiten. 5 Köln, Lichhof 10.

VOLKHEIMER, G., Priv.-Doz., Dr. med., Facharzt für Magen-, Darm- und Stoffwechselkrankheiten. 1 Berlin 62, Bayerischer Platz 9.

WIDMAIER, O., Dr. med., ehem. Medizinische Klinik, Krankenhaus Bad Cannstatt, Abteilung Berg, 7 Stuttgart 1, Teckstraße 56. Facharzt für innere Krankheiten. 7 Stuttgart 1, Bebelstraße 82.

WIENDL, H. J., Dr. med., Chirurgische Klinik und Poliklinik rechts der Isar der Technischen Hochschule München. 8 München 80, Ismaninger Straße 22.

ZIFFER, D., Dr.-Ing., Dr. med., 74 Tübingen/Wanne, Gabriel-Biel-Straße 7.

ZIMMERMANN, W., Dr. med., Oberarzt der Stiftsklinik Augustinum München. 8 München 55, Gondrellplatz 1.

Geleitwort

H. Franke

„Auch für die Wissenschaft gilt, daß die Wahrheit weitgehend nur die Wahrheit ihrer Zeit ist und Fortschritte einer Wissenschaft meist dann erfolgen, wenn das geltende ‚Selbstverständliche' nicht mehr als solches hingenommen wird, sondern zum Problem wird" (Guido Fanconi).

Trotz aller intensiven Forschungsarbeit der modernen Wissenschaft konnte auch für das Krebsproblem noch kein endgültiger Erkenntnisdurchbruch erreicht werden. Nach dem Wissen unserer Zeit ist aller Voraussicht nach nicht zu erwarten, daß der geniale Gedanke eines einzelnen eine überraschende Lösung dieses Problems bringen wird. Allein das Bemühen, Bausteine klinischer und theoretischer Erkenntnisse zu einem überschaubaren Mosaik zusammenzusetzen, wird uns vielleicht eines Tages das angestrebte Ziel erreichen lassen.

Bezogen auf die vielschichtige Problematik des Magenkarzinoms ist in der Gastrokamera-Untersuchung zweifelsohne ein solcher bedeutender Baustein zu sehen. Vermag sie doch mitzuhelfen, den schicksalhaften Ablauf des so häufig zu spät diagnostizierten Magenkarzinoms durch Früherkennung zu durchbrechen.

Bei der in der Bundesrepublik Deutschland hohen Zahl von etwa 30 000 Neuerkrankungen jährlich an Magenkarzinom und der erschütternd niedrigen Zahl der Fünf-Jahres-Überlebensrate von etwa 6 bis 8 % in Zentraleuropa wird z. Zt. die Verbesserung des allgemeinen diagnostischen Leistungsvermögens mit dem Ziel einer verbesserten Frühdiagnose auf breiter Basis zum Angelpunkt erhöhter Heilungschancen. Da die Gastrokamera-Untersuchung bei uns zum Teil bereits zu einem Routineverfahren ausgebaut ist, sollte sie im Diagnostik-Kalender zur Abklärung von Magenerkrankungen nach der klassischen Röntgen-Kontrastuntersuchung als „blindes" oder „unter Sicht-Verfahren", meist vor der Gastroskopie mit Gewebsentnahme angewandt, einen festen Platz einnehmen und besonders gefördert werden. Gegenüber der Öffentlichkeit muß gerade hinsichtlich der Früherkennung des Magenkrebses als „Frühkarzinom" die eminente Bedeutung dieser Untersuchungen herausgestellt und deswegen die Gastrokamera-Untersuchung in die Leistungen der Gebührenordnungen der Krankenkassen aufgenommen werden.

Erst mit einer großen Zahl von rechtzeitig Untersuchten werden wir in der Frühdiagnostik und Heilung des Magenkrebses entscheidend vorankommen können.

I. Einführung

Einführende Worte

H. OSHIMA

Die Gastrokamera ermöglicht die direkte, intragastrale Fotografie durch eine in der Instrumentenspitze samt Lichtquelle eingebaute, verschluckbare Kleinstkamera. Anhand der so gewonnenen Farbbilder wird die Magendiagnostik vorgenommen.

Die Gastrokamera wurde 1950 von UJI, Tokyo, in Zusammenarbeit mit zwei Ingenieuren konstruiert. Seit dieser ersten Konstruktion bemühte man sich ständig, das Instrumentarium zu verbessern. Man versuchte neben der Verbesserung der Bildqualität die Kamera so klein und den Verbindungsschlauch so dünn und flexibel wie möglich zu bauen, damit sich die Untersuchung leicht, schnell, beschwerdearm und risikolos durchführen läßt. Diese Bemühungen führten 1960 zur Gastrokamera „Modell GT-V". Nach der Entwicklung dieses damaligen Standardmodells wurden verschiedene weitere Varianten für unterschiedliche Fragestellungen und Aufgaben der Magenfotografie gebaut.

1963 wurde auf der Grundlage der Gastrokamera-Diagnostik ein Kombinationsgerät, Gastrokamera mit Fiberskop, entwickelt. Somit läßt sich das Mageninnere, insbesondere umschriebene Veränderungen, unter Sichtkontrolle gezielt aufnehmen. Auch bei diesem Gerät spielt die Bildbeurteilung eine entscheidende Rolle. Deshalb gehört nicht nur die „blinde", sondern auch die Magenfotografie „unter Sicht" zur Gastrokamera-Untersuchungsmethode.

Aus dieser Darstellung ist ersichtlich, daß die Gastrokamera-Bilder für die Erstellung der Diagnose zu verwenden sind. So unterscheiden sich Gastrokamera-Untersuchung und Gastroskopie im Prinzip und in der Methodik wesentlich.

Die Entwicklung der Gastrokamera-Untersuchung

R. Knöchelmann

1868 sah Kussmaul als erster mit einem starren Rohr ins Mageninnere. Aus begreiflichen Gründen nahm er noch einen Schwertschlucker als erste Versuchsperson.

Um das Mageninnere im objektiven fotografischen Bild für die Diagnosestellung Dokumentation, Lehrzwecke und Verlaufsbeobachtungen festzuhalten, wurden prinzipiell drei Wege beschritten. Der erste Weg besteht darin, daß man eine gewöhnliche Kamera am Okular eines Gastroskops außerhalb des Körpers aufsetzt. Die zweite Möglichkeit besteht darin, eine Kleinstkamera mitsamt der dazugehörigen Lichtquelle zur direkten intragastralen Fotografie verschlucken zu lassen. Das dritte Prinzip ist die Kombination der Kleinstkamera an der Spitze eines Gastroskops, so daß man befähigt ist, unter Sicht das Mageninnere direkt aufzunehmen. Dieses Verfahren scheint dem Ideal zu entsprechen. Es hat nämlich die direkte intragastrale Fotografie den wesentlichen Vorteil, daß bei direkter Belichtung des Films im Magen keinerlei Lichtverlust durch Faser- oder Linsensystem auftritt und die Bildqualität nicht durch ein Raster leidet.

1. Extragastrale Fotografie. Henning versuchte in den 30er Jahren die extragastrale Fotografie, indem er durch das Linsensystem des Gastroskops hindurch mit einer außen aufgesetzten Kamera das Mageninnere fotografierte. 1938 veröffentlichten Henning und Keilhack die ersten farbigen Aufnahmen vom Mageninneren, sozusagen die historischen Farbaufnahmen aus dem Magen. Der Elektronenblitz verbesserte späterhin die Bildqualität zwar wesentlich, der Nachteil starken Lichtverlustes bestand aber nach wie vor.

2. Intragastrale, direkte Fotografie. Das prinzipiell ideale Vorgehen der intragastralen Fotografie verfolgten bereits um die Jahrhundertwende, 1898, Lange und Meltzing. Am Ende eines dünnen Gummischlauches befestigten sie eine Kleinstkamera. Sie mußten aber damals an der zu jener Zeit noch unzulänglichen Technik scheitern. 1929 versuchten in Wien drei andere Autoren, Porges, Heilpern und Back einen sogenannten Gastrophotor zu konstruieren, der aus einer verschluckbaren Lochkamera bestand, deren Belichtung durch einen elektrischen Funken vorgenommen wurde. Diese Apparatur arbeitete blind. Obwohl erste Versuche zwar erfolgreich waren und auch später noch von Marcou, 1950, aus den USA Lochkamera-Aufnahmen veröffentlicht wurden, fand die Lochkamera-Methode keine praktische Anwendung, da die Öffnung der Kamera meistens durch Magensaft und anderem Mageninhalt verstopft war. 1930 baute die Firma G. Wolf mit HENNING eine verschluckbare Patrone mit vier mit Linsen versehenen Kameras. Dieses Verfahren wurde aber aufgegeben, da HENNING sehen wollte, was er fotografierte.

Erst nach dem 2. Weltkrieg bahnte sich eine neue Entwicklung an und die Idee von der verschluckbaren Kamera wurde wiederaufgenommen. 1950 entwickelte UJI von einer der Chirurgischen Kliniken der Universität Tokyo zusammen mit den Ingenieuren SUGIURA und FUKAMI die Original-Gastrokamera, die es gestattete, Fotos innerhalb des Magens aufzunehmen. Erste Resultate veröffentlichten sie 1950 auf dem Kongreß der Japanischen Gesellschaft für klinische Chirurgie. Benutzte man anfangs noch Schwarz-Weiß-Filme, so brachten später Farbfilme eine noch genauere Detail-Darstellung der Magenhöhle. Das Instrument wurde vielfach verbessert und ist seit 1960 als Standard-Gastrokamera GT-V, in letzter Zeit in einer nochmaligen Verbesserung als GT-VA vorhanden. Mit dieser blinden Gastro-Kamera läßt sich die Magenhöhle umfassend aufnehmen, blinde Zonen existieren nicht mehr, da die Inversion der Instrumentenspitze im Mageninneren seit dem Anfang der 60er Jahre auch die Fotografie der oberen Magenabschnitte erlaubt. Unzählige Routine- und Reihenuntersuchungen mit verschiedenen Modellen sind insbesonders in Japan durchgeführt worden und belegen die erstklassige Leistungsfähigkeit der Gastrokamera. Dank der Initiative von TASAKA, dem damaligen Direktor einer Medizinischen Klinik der Universität Tokyo, fand dieses Instrument eine solch schnelle Verbreitung, daß jetzt mehr als 20 000 Geräte in Gebrauch sein dürften.

3. Intragastrale Fotografie unter Sicht. Seit 1963 hat man nun, ebenfalls in Japan, ein Kombinationsgerät entwickelt, welches äußere Beobachtung mit intragastraler Farbfotografie verbindet. Das Glasfaserbeobachtungsbündel wurde mit dem fotografischen System der Gastrokamera kombiniert. Auch das heutige Modell – in der Abkürzung GTF-A genannt – ist an der Spitze abwinkelbar, so daß auch mit ihm die Inversion des Gerätes im Mageninneren mühelos durchgeführt werden kann.

Literatur

[1] HENNING, N.: Erfahrungen mit dem flexiblen Gastroskop nach Wolf-Schindler. Münch. med. Wschr. **79,** 1269 (1932).

[2] HENNING, N.: Über die Entwicklung der gastroenterologischen Endoskopie in den letzten 40 Jahren. In: Grundlagen der gastroenterol. Endoskopie, Verhandlungsband Nr. 1 der Zschr. f. Gastroenterologie, S. 7, Karl Demeter Verlag, Gräfelfing (1970).

[3] KUSSMAUL, A.: Über Magenspiegelung. Ber. dtsch. naturforsch. Ges. Freiburg **5,** 112 (1868).

[4] LANGE, F. u. MELTZING: Die Photographie des Mageninneren. Münch. med. Wschr. **50,** 1585 (1898).

[5] OSHIMA, H.: Über die Photographie in der Magenhöhle mit der Gastrokamera. Med. Welt 2487 (1964).

[6] OSHIMA, H.: Gastrokamera mit Fiberskop. Eine neue photo-endoskopische Untersuchungsmethode im Magen. Med. Welt 199 (1966).
[7] SCHINDLER, R.: Ein völlig ungefährliches flexibles Gastroskop. Münch. med. Wschr. **79**, 1268 (1932).
[8] SCHINDLER, R.: Die diagnostische Bedeutung der Gastroskopie. Münch. med. Wschr. **70**, 535 (1922).
[9] TASAKA, S. u. Mitarb.: Gastrokamera, Ogata-Verlag, Tokyo (1959).
[10] UJI, T.: zitiert nach H. OSHIMA: „Gastrokamera" in der Diagnostik von Magenerkrankungen. In: F. HOLLE: Spezielle Magenchirurgie, S. 129, Springer-Verlag, Berlin-Heidelberg-New York (1968).

Der Aufbau der verschiedenen Gastrokamera-Modelle

D. ZIFFER und H. U. REHS

Gegenüber der sonst üblichen Aufnahmetechnik, das Mageninnere mittels Linsensystemen (Gastroskop) oder über ein Glasfaserbündel (Fibroskop) mit außen aufgesetzter Kamera zu fotografieren, stellt die in den Magen eingeführte Gastrokamera einen erheblichen technischen Fortschritt dar [2,4,5,6].

Die verschluckbare Mikrokamera ermöglicht eine direkte fotografische Erfassung des Mageninneren. Da jeder Lichtverlust durch ein Linsensystem oder die Glasfasern entfällt, erhält man eine bessere Bildqualität. Die Auflösung der Bilddetails ist größer, da die Bildgüte zum Beispiel nicht mehr von der Zahl der Glasfasern abhängt, die gewissermaßen Bildrasterpunkte wie beim Insektenauge darstellen [2,4]. Bei keinem Gastrokamera-Modell ist eine Fokussierung erforderlich. Da die sperrige Aufsatzkamera entfällt, wird die Handhabung des Instrumentes sehr erleichtert.

Die Entwicklung der Gastrokamera in Japan, die UJI (Tokyo) 1950 zum ersten Mal als diagnostisches Instrument konstruierte, führte zum Gastrokamera-Modell vom Typ GT-V [2,5]. Hier sollen die derzeit gebräuchlichen Gastrokamera-Modelle im einzelnen dargestellt werden* **(Tab. 1,2) (Abb. 1,2)** [5]. Als Grundform der Gastrokamera soll das Modell GT-V noch erwähnt werden, um die wesentlichen Konstruktionsmerkmale der Gastrokamera darzulegen [5].

Modell GT-V: Das Modell GT-V besteht aus dem kleinen verschluckbaren Kamerateil an der Instrumentenspitze, dem stark flexiblen Verbindungsschlauch und dem Kontrollteil, mit dem die Kamera im Magen des Patienten von außen dirigiert werden kann [2,3,5].

Der unbelichtete Film befindet sich aufgerollt in einer Filmpatrone in der Spitze des Kameragehäuses und wird nach Befestigung am Aufziehplättchen durch das Bedienen des Transporthebels Aufnahme für Aufnahme in den Verbindungsschlauch hochgezogen. Der Öffnungswinkel des Objektives beträgt 80°, wodurch bei einem Objekt-Objektiv-Abstand von nur 40 mm ein Bereich von 70 mm Durchmesser aufgenommen wird [3]. In der Instrumentenspitze befindet sich auch die Überlastungslampe; die verwendete Belichtungszeit beträgt 1/20 sec, wodurch normalerweise keine Wärmeentwicklung zustande kommt. Ein Verschlußmechanismus für die Gastrokamera entfällt, da nur „Blitz"-lichtaufnahmen gemacht werden und das Mageninnere hinreichend abgedunkelt ist [3]. Zwischen

* Herstellerfirma: Olympus-Optical & Co. (Tokyo).

Tabelle 1. Technische Daten verschiedener „blinder" Gastrokameras

	GT-V	GT-Va	GT-Vb	GT-P_I	GT-P_{II}
Objektiv	F 1:17, f = 3,6 mm (nicht verstellbar)	F 1:10, f = 3,6 mm (nicht verstellbar)	F 1:10, f = 3,6 mm (nicht verstellbar)	F 1:10, f = 3,0 mm (nicht verstellbar)	F 1:10, f = 3,0 mm (nicht verstellbar)
Öffnungswinkel	80°	80°	80°	80°	80°
Günstiger Objektabstand	20–100 mm	20–100 mm	20–100 mm	20–100 mm	20–100 mm
Film	Anscochrome, Kunstlicht, 100 ASA (z. Zt.)				
Aufnahmezahl eines Films	32	32	32	24	36
Bildgröße	5 X 6 mm	5 X 6 mm	5 X 6 mm	4 X 5 mm	4 X 5 mm
Durchmesser der Verschlußkappe im Kamerateil	11,0 mm	11,0 mm	11,7 mm	9,8 mm	11,7 mm
Durchmesser des übrigen Kamerateils	10,0 mm	10,0 mm	11,7 mm		
Durchmesser des Verbindungsschlauches	8,5 mm	8,5 mm	9,0 mm	5,5 mm	5,5 mm
Gesamte Länge des verschluckbaren Teiles (Kamerateil und Verbindungsschlauch)	780 mm	890 mm	780 mm	780 mm	780 mm
Maximale Abwinklung bzw. Krümmung des Kamerateils	nach oben und unten jeweils 35° (Winkel)	nach oben und unten jeweils 100° (Krümmung)	nur nach oben 75° (Winkel)	nicht abwinkelbar	nicht abwinkelbar

nach H. OSHIMA [5]

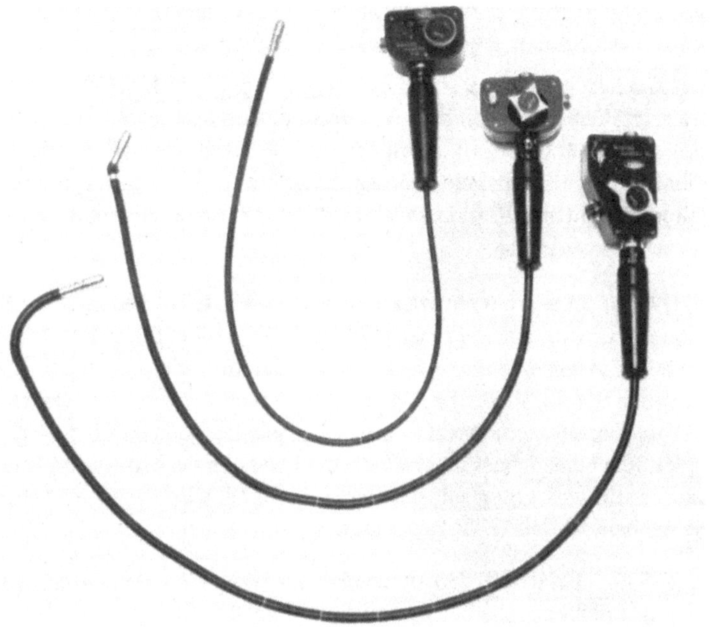

Abb. 1. Gastrokamera Modell GT-P_{II}, GT-V und GT-Va (von innen nach außen)

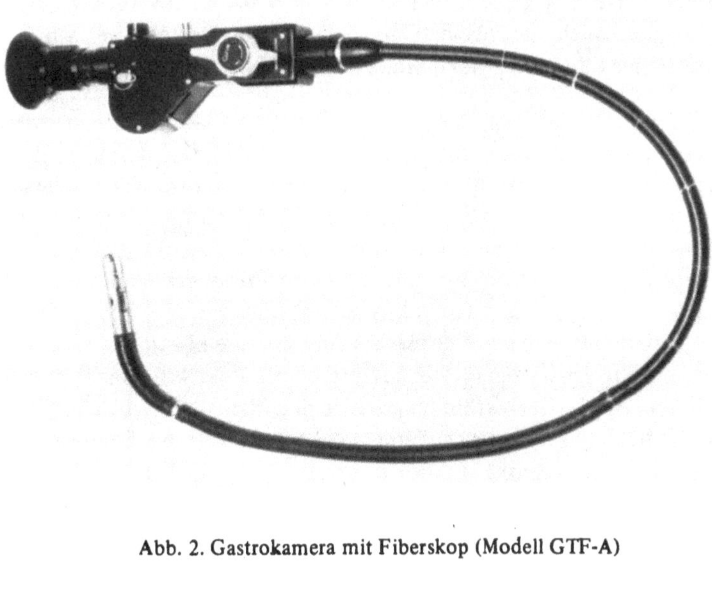

Abb. 2. Gastrokamera mit Fiberskop (Modell GTF-A)

dem Verbindungsschlauch und der Kamera ist ein Gelenk eingebaut, das eine Abwinklung der Kamera gegenüber dem Verbindungsschlauch um ± 35° erlaubt.

Der hochflexible Verbindungsschlauch, der mit Polyvinylchlorid-Folie überzogen ist, verbindet die Kamera mit dem Kontrollteil. Von dem letzten werden die Gelenkbewegung und der Filmtransport gesteuert. Am Kontrollteil sind ferner eine Filmzähluhr, ein Blitzlichtauslöser, Anschluß für Blitzlichtkabel und für den Ballon zur Luftinsufflation angebracht [2]. Für diese Kamera ist ein Spezialtransformator notwendig.

Modell GT-Va: Eine Weiterentwicklung des Modells GT-V bedeutet die Konstruktion des Gastrokamera-Modells GT-Va **(Abb. 1)**. Bei dieser Kamera tritt an die Stelle des mechanisch etwas anfälligen Gelenkes eine ca. 10 cm lange Biegungszone des Verbindungsschlauches im Anschluß an das Kameragehäuse [1,5]. Diese Biegungszone erlaubt eine Abbiegung der Kamera bis zu 100 – 110° gegen die Schlauchachse, wodurch die Inversion der Kamera im Inneren des Magens sehr leicht möglich ist. Für dieses Modell wird derselbe Transformator wie bei dem Modell GT-V verwendet.

Modell GT-Vb: Bei der GT-Vb ist, wie bei der GT-V ein Gelenk eingebaut, das aber nur eine objektseitige Bewegung von 75° zuläßt [5]. Mit dieser Gastrokamera sind besonders gut die Kardia und der Fornix fotografisch erfaßbar. Dieses Spezialmodell wird heute in der Klinik nicht routinemäßig angewendet.

Modell GT-P_I und GT-P_{II}: Zur Reihenuntersuchung für die Frühauffindung des Magenkarzinoms wurden die Gastrokamera-Modelle GT-P_I und GT-P_{II} entwickelt. Die Kameraspitze ist gegenüber dem Modell GT-V nicht aktiv abwinkelbar. Der Verbindungsschlauch dieser beiden Modelle hat einen Durchmesser von 5,5 mm und besitzt eine sehr große Flexibilität **(Abb. 1)** [5].

Modell GTF-A: Dieses Gastrokamera-Modell stellt eine Kombination zwischen Gastrokamera und Fibroskop dar **(Abb. 2) (Tab. 2)** [5]. Dadurch kann das Mageninnere unter Sichtkontrolle gezielt aufgenommen werden. Die Kameraspitze läßt sich durch eine Gelenkvorrichtung gegen die Schlauchachse nach oben und unten jeweils bis 70° krümmen. Das Prisma für das Beobachtungssystem liegt direkt neben dem Kameraobjektiv und hat einen Öffnungswinkel von 55°. Der Öffnungswinkel für das Kameraobjektiv beträgt hingegen 80°, und dadurch ist der fotografierte Magenbereich größer als der sichtbare Bezirk [4]. Wegen der räumlichen Nähe der beiden optischen Systeme ist praktisch keine Parallaxe vorhanden **(Abb. 3)** [5]. Der Verbindungsschlauch enthält zahlreiche Glasfasern in Bündeln (Durchmesser 15 mü), außerdem das Stromkabel, die Filmtransporteinrichtung und die Luftleitung [4]. Der Kontrollteil trägt Bedienungseinrichtungen für Filmtransport, Blitzlicht, Beobachtungslampe, Bildzählung, Luftinsufflation und zusätzlich ein 12,5 mal vergrößerndes Okular zur visuellen Beobachtung

Tabelle 2. Technische Daten der „Gastrokamera mit Fibroskop"

	GTF-A	GTF-P
Fotografisches Objektiv	F 1:10, f = 3,0 mm (nicht verstellbar)	F 1:10, f = 3,0 mm (nicht verstellbar)
Fibroskopisches Objektiv	F 1: 4,3, f = 4,3 mm (nicht verstellbar)	F 1: 4,3, f = 4,3 mm (nicht verstellbar)
Öffnungswinkel für die Fotografie	80°	80°
Öffnungswinkel für die Beobachtung	55°	45°
Parallaxe zwischen Fotografie und Beobachtung	keine	keine
Günstiger Objektabstand für die Fotografie	20–100 mm	20–100 mm
Günstiger Objektabstand für die Beobachtung	10–100 mm	10–100 mm
Vergrößerung des Okulars	12,5 X in Normalstellung	12,5 X in Normalstellung
Film (z. Zt.)	Anscochrome, Kunstlicht, 100 ASA	Anscochrome, Kunstlicht, 100 ASA
Aufnahmeanzahl eines Films	32	32
Bildgröße	4 X 5 mm	4 X 5 mm
Durchmesser des Kamerateils	12,7 mm	11,7 mm
Durchmesser des Verbindungsschlauches	10,2 mm	9,2 mm
Gesamte Länge des verschluckbaren Teils (Kamerateil und Verbindungsschlauch)	880 mm	890 mm
Maximale Krümmung des Kamerateils	nach oben und unten jeweils 70°	nicht abzukrümmen

nach H. OSHIMA [5]

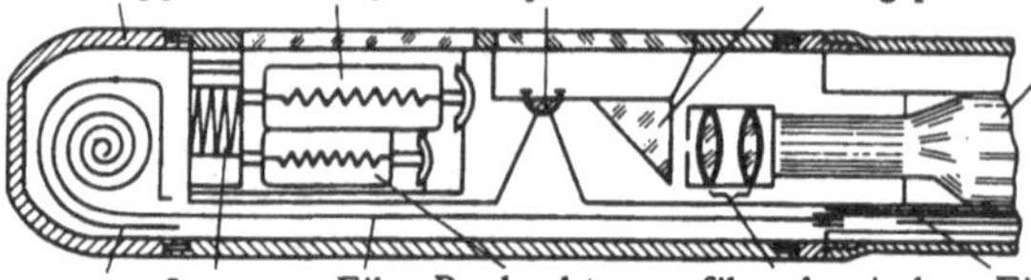

Abb. 3. Aufbau des Kamerateils des Modells GTF-A (schematisch)

durch das Fibroskop. Ein Spezialtransformator liefert die Spannung für die Beobachtungs- und Blitzlichtlampe. Die Blitzlichtintensität kann man mit drei Reglerstufen, „N“ (Near), „M“ (Medium), „F“ (Far), je nach Abstand zum Objekt regulieren [4].

Modell GTF-P: Eine andere Gastrokamera mit Fibroskop, die GTF-P, hat im Gegensatz zur GTF-A keinen von außen steuerbaren Kamerateil **(Tab. 2)** [5].

Es wurden die heute üblichen Gastrokamera-Modelle dargestellt. Weitere Gastrokameratypen werden erprobt und entwickelt.

Literatur

[1] ASHIZAWA, S. u. H. OSHIMA: Gastrokamera Typ Va. – Ein verbessertes Instrument für die photographische Diagnostik der gesamten Magenhöhle. Zschr. f. Gastroenterologie **5**, 142 (1967).

[2] OSHIMA, H.: Über die Photographie in der Magenhöhle mit der Gastrokamera. Med. Welt 2487 (1964).

[3] OSHIMA, H.: Die Gastrokamera. – Ein neues photographisches Untersuchungsgerät für die Magenhöhle –. Gastroenterologia **105**, 115 (1966).

[4] OSHIMA, H.: Aufbau und Funktion der „Gastrokamera mit Fibroskop“ für die Magendiagnostik. Elektromedizin **12**, 114 (1967).

[5] OSHIMA, H.: Verschiedene Modelle der Gastrokamera und ihre Anwendung. Acta. medicotechnica **16**, 450 (1968).

[6] TASAKA, S. u. T. SAKITA: Progress of gastrocamera examination, Proc. of the 1. Congr. of the International Society of Endoscopy, p. 70, Tokyo (1966).

Gastrokamerauntersuchung oder Gastroskopie?

K. HEINKEL

Der Bericht beruht auf einer 17-jährigen Erfahrung in der Gastroskopie. In unserer Klinik werden Gastroskopien und Gastrokamerauntersuchungen nebeneinander routinemäßig angewandt. Es scheint daher berechtigt, die im Thema gestellte Frage beantworten zu versuchen.

Für die Auswahl der Instrumente wird das Kaliber, der Abbiegungsgrad sowie die Länge und Dicke des starren Teiles an der Spitze zu wenig beachtet. Das Machida Fibergastroskop, Typ S und Machida Exzisionsgastroskop Typ B stehen uns zur Verfügung. Mit diesen beiden Instrumenten und mit der Gastrokamera mit distalem Abbiegungsmechanismus sind alle Bereiche des Magens zu übersehen.

Seit 1968 wurden 407 Fälle von uns gastroskopiert. Dabei wurden Antrum und Kardia in 86 % gesehen, nur in 7 % konnte die Kardia nicht eingestellt werden, dieses ausschließlich mit dem Typ Machida B mit längerer starrer Spitze. Durch die Untersuchungstechnik mit der Umbiegung zur Kardiasicht können unter anderem auch die Hiatushernien gesehen und beurteilt werden.

Ein umschriebener Magenwandbefund auf dem Röntgenbild ist die Indikation zu einer endoskopischen Untersuchung. Dabei hat die Gastroskopie eindeutige Vorzüge gegenüber der Gastrokamerauntersuchung. Man kann gegenüber der Gastrokamera, ohne Sichtkontrolle, die fraglichen Stellen aufsuchen. Dieses ist ebenfalls mit der Gastrokamera mit Fiberskop, Modell GTF-A, möglich. Gastroskope der verschiedenen Art und die gastroskopisch kontrollierte Endofotografie (GTF-A) eignen sich besser zur Verlaufskontrolle umschriebener Befunde, z. B. Ulzera, Polypen und dergleichen, als die Gastrokamera GT-Va.

Ein großes Magenkarzinom ist im engeren Sinne weder eine Indikation zur Gastrokamera noch zur gastroskopischen Untersuchung. Es ist eine Indikation zur Laparoskopie, um den Chirurgen zu sagen, ob noch eine Operation sinnvoll ist oder nicht.

Bei der routinemäßigen Fotografie durch das Gastroskop sollte immer der Name als Titelfoto vor der endoskopischen Bildserie aufgenommen werden, um eine exakte Zuordnung der Aufnahmen bei der Auswertung der Fotogramme zu den einzelnen Patienten zu gewährleisten. Dieses Vorgehen hat sich uns bewährt und erlaubte Aussagen über den Wert der externen Gastrofotografie zur Befundbeurteilung. Bei 123 Fällen, von mir selbst analysiert, wurden nur in 8 % Befunde, die im gastroskopischen Bericht enthalten waren, auf dem Fotogramm nicht gesehen. Bei der Auswertung waren Alter, Anamnese, klinischer Befund oder Röntgendiagnose nicht bekannt. Der Befund auf den Fotogrammen stimmte in 64 % mit dem schriftlichen Bericht überein. In 20 % wurden aus dem Fotogramm Veränderungen herausgelesen, die im Bericht nicht enthalten waren. Eine Fehlinterpretation erfolgte in 3 %. Bei vier Fällen mit Zustand nach Magenresektion wurde ein kallöses Ulkus angenommen, ein Fehler, der für die Wertung gastroskopischer Bilder von großem Interesse ist. In 17 % waren die gleichen Veränderungen unterschiedlich gedeutet worden **(Tab. 1).**

Tabelle 1. Vergleich zwischen gastroskopischer Untersuchung und Auswertung gastroskopischer Fotos bei 123 Fällen

Gastroskopische Befunde nicht auf dem Bild	8 %
Ähnliche Befunde und Diagnosen	64 %
Zusätzliche Befunde auf dem Bild	20 %
Fehlinterpretation von Bildern	3 %
Verschiedene Auslegung gleicher Befunde	17 %

Die gezielte Probeexzision ist heute einfach und ohne Risiko. Das Problem ist nur, die diagnostisch wichtigen Stellen zu erkennen. Wir sind noch nicht in der Lage, die richtigen Entnahmeorte zur Diagnose eines Frühkarzinomes für die gezielte Biopsie mit dem Gastroskop zu bestimmen. Dabei muß betont werden, daß ein negativer Befund keine Bedeutung hat. Nur der positive Befund eines Karzinomes ist beweisend.

Gastrokamera: In der Originalmitteilung haben der Orthopäde Dr. LANGE und der praktische Arzt in Duisburg Dr. MELTZING ein Magenfotografieinstrument mit dem gleichen Wirkungsprinzip publiziert, wie es heute die Gastrokamera enthält. Die in der Originalmitteilung vorhandene Voraussage wurden vollkommen durch unsere japanischen Kollegen erfüllt. (Münch. Med. Wschr. 1898, S. 1585–1588).

Die Übersicht im Magen ist bei der Gastrokamera exzellent und muß jeden Gastroskopiker erfreuen. An den Bildern, auch bei Übersichtsaufnahmen, können kleinste Laesionen beurteilt werden. Der gesamte obere Magenbereich und die kleine Kurvatur lassen sich in großer Ausdehnung darstellen. Auf Nahaufnahmen sind auch feinste Farbunterschiede zu erfassen, insbesondere auch artefiziell bedingte Blutungen in die Schleimhaut. Auch die Kardia ist mit allen Einzelheiten aus verschiedener Entfernung zu fotografieren, wobei kleinste Laesionen, die für den Röntgenologen nicht erkennbar sein können, auf dem Gastrokamerabild zu differenzieren sind. Die Gastrokameraauntersuchung als blinde Magenfotografie ist auch geeignet, insbesondere wenn kein anderes Instrument zur Verfügung steht, Verlaufsbeurteilungen bei umschriebenen Befunden vorzunehmen, wie es meine Mitarbeiter, HILTNER und WIDMAIER, am Beispiel des Ulkus hier demonstrieren.

Die Gastrokameraunter suchung und die Gastroskopie sind nicht geeignet, die Gastritis zu diagnostizieren. In 42 % bei atrophischer Gastritis im Gastrokamerabefund fand sich histologisch eine normale Schleimhaut, in 25 % eine Oberflächengastritis und in 35 % eine atrophische Entzündung. Eine Korrelation der histologischen Befunde zu gastroskopischen Bildern oder Gastrokameraaufnahmen fehlt.

Die Untersuchung mit der Gastrokamera hat entscheidende Bedeutung, wenn man ein Frühkarzinom entdecken kann. Eine Häufigkeit des Vorkommens von Frühkarzinomen, z. B. von 0,5 %, würde für die betroffenen Patienten über 90 % Heilungschance bedeuten.

An zwei Fällen, die routinemäßig mit der Gastrokameraunter suchung untersucht und durch die Untersuchung gerettet werden konnten, kann obige Aussage demonstriert werden. –

Ein 54-jähriger Patient mit unklaren Magenbeschwerden, bei dem alle klinischen Untersuchungen negativ verliefen, zeigte bei der Gastrokameraunter suchung ein suspektes Areal bei Mitbeteiligung der Angulusfalte. Röntgenologisch gezielt konnte dieser Befund bestätigt werden, nachdem die Gastrokameraunter suchung die Laesion bewies. Im Operationspräparat zeigte sich, daß ein kleiner 2,5 cm im Durchmesser betragener Tumor schon in die Tiefe bis zur Muscularis propria infiltriert war. – Eine Patientin, die die Routineuntersuchungen durchlief, ohne daß eine Veränderung im Antrum röntgenologisch gesehen wurde, zeigte bei der Gastrokameraunter suchung mehrere Befunde: Praepylorisch eine Laesion mit kegelförmiger Erhabenheit und eine unregelmäßige Vorwölbung an der großen Kurvatur sowie eine dritte unregelmäßige Erhabenheit. Bei der Gastroskopie ließ sich ein Polyp einstellen, von dem fünf Probeexzisionen entnommen wurden, die histologisch gutartig waren. Im untern Korpusbereich fand sich eine Engstellung; der Bereich dahinter war nicht einsehbar. Gezielt röntgenologisch wurden zwei Laesionen gefunden: Ein Polyp im Antrum und ein karzinomverdächtiger Bereich im unteren Korpus. Bei der Operation fand man ein 2,5 cm Durchmesser betragendes Karzinom im unteren Korpusbereich, ein Polyp neben dem Pylorus und als dritte Laesion eine isolierte Faltenbildung, die bei keiner der gezielten Untersuchungen nachgewiesen werden konnte, bei der Gastrokameraaufnahme jedoch eindeutig zu erkennen war.

Zusammenfassung: Die Gastrokameraunter suchung mit dem Modell GT-Va ist zur Routineuntersuchung in der Klinik zu empfehlen und bei jedem Patienten mit negativem Röntgenbefund indiziert. Bei röntgenologisch bekannten Befunden sollte man gastroskopieren. Es läßt sich diskutieren, ob zusätzlich noch die Untersuchung mit der Gastrokamera ausgeführt werden sollte.

Werden diese Untersuchungen weit verbreitet mit Sorgfalt angewendet, so werden auch wir, wie unsere japanischen Kollegen, von den geschätzt mehr als 150 000 lebenden Magenkarzinomkranken in Deutschland, viele Fälle in Frühstadien erkennen und einer sicheren chirurgischen Therapie zuführen können.

Die Verbreitung der Gastrokamera-Untersuchung

P. K. SCHÄFER

Die Auffindung einer großen Zahl von Magen-Frühkarzinomen in Japan ist nach Ansicht maßgeblicher japanischer Gastroenterologen wesentlich durch die Entwicklung der Gastrokamera angeregt und beschleunigt worden [3,10]. Bei Reihenuntersuchungen hat man in 0,13 – 0,47 % aller Untersuchten Magenkarzinome gefunden, dabei betrug der Prozentsatz der Frühkarzinome 27 – 48 % der operierten Magenkarzinome [5].

Die Leistungsfähigkeit der Gastrokamera-Diagnostik, speziell hinsichtlich der Entdeckung des Frühkarzinoms des Magens, konnte bisher nur dort beispielhaft sein, wo eine bestmögliche Verteilungsstruktur der Gastrokamera gewährleistet war.

In Japan geht der Patient, der Oberbauchbeschwerden hat, im allgemeinen zum praktischen Arzt, in eine Privatklinik, ein Betriebskrankenhaus oder ähnliche Krankenhäuser, die in der **Tabelle 1** als „sonstige" bezeichnet sind [3]. Diese

Univ.-	Staatl.	Landes-	Städt.	Sonstige	Praxen	Total
Krankenhäuser						
52	60	59	119	699	406	1395

Tab. 1. Anzahl der Krankenhäuser und Praxen in Japan, in denen Gastrokamera-Untersuchungen durchgeführt werden (Stand 1966)

nach ARIGA-OSHIMA [3]

letzteren Einrichtungen lassen sich, auf deutsche Verhältnisse übertragen, am ehesten mit kleineren Krankenhäusern vergleichen. Die Tabelle zeigt, daß die Anzahl dieser Art von Krankenhäusern zusammen mit der der Praxen etwa 1100 ergibt, das sind etwa 3/4 der Gesamtzahl der Gastrokamera-Untersuchungsstellen. Demgegenüber machen die Universitätskliniken nur rund 4 % der Gesamtzahl aus. Bedenkt man, daß ARIGA nur etwa 1/3 aller damals in Japan vorhandenen Geräte bei dieser Statistik 1966 erfassen konnte [3,6], dann dürfte sich die Relation noch stärker in Richtung des kleineren Krankenhauses bzw. der Praxis verschieben.

Da das Frühkarzinom des Magens mit uncharakteristischen Oberbauchbeschwerden einhergeht oder beschwerdefrei verläuft [7], muß das Schwergewicht der Karzinom-Frühdiagnostik auf routinemäßig durchgeführten Untersuchungen bei einem umfangreichen Personenkreis liegen. Dieses Vorgehen im Sinne der Reihenuntersuchungen mit der Gastrokamera hat in Japan 1960, nach Entwicklung des Modells GT-V eingesetzt [3,6]. Gleichzeitig erfolgte zu diesem Zeitpunkt ein sprunghafter Anstieg in der Produktion der Gastrokameras, der bis heute unvermindert anhält [4,10].

Bei den routinemäßig durchgeführten Untersuchungen mit der Gastrokamera, einschließlich der Reihenuntersuchungen, findet meist die sogenannte „blinde" Magenfotografie Anwendung. Dementsprechend beträgt die Anzahl der derzeit benutzten Gastrokameras mit Fibroskop nur etwa 1/6 der Gesamtzahl aller verwendeten Geräte [4].

Die Ausbildung der Untersucher ist durch 108 Trainingszentren (Stand 1966) zur Erlernung der Untersuchungsmethode in Japan gewährleistet [6,10].

Die Anzahl der bisher produzierten Gastrokameras hat im Jahr 1968 die Zahl 20 000 überschritten [6]. 1967 befanden sich nur etwa 5 % der gesamten Gastrokameras außerhalb Japans [8]. Davon ist erwartungsgemäß die größte Anzahl in den USA, es folgen Großbritannien, Schweden, Australien, China und die Niederlande [4]. Obgleich bekannt ist, daß das Magenkarzinom in Japan als die häufigste Krebsart vorkommt, ist als dieses Mißverhältnis kaum erklärbar. Denn auch in der Bundesrepublik Deutschland nimmt der Magenkrebs in der Mortalitätsstatistik unter den bösartigen Neubildungen eine führende Stellung ein **(Abb. 1)** [9]. Nach der offiziellen Statistik sind in den letzten Jahren in der BRD und West-Berlin jährlich über 25 000 Menschen an Magenkrebs gestorben.

Morrissey hat 1967 die Ursache für die mangelhafte Verbreitung der Gastrokamera in den USA zu erklären versucht: Zunächst taucht das Problem auf, ob Reihenuntersuchungen in den USA notwendig sind. Weiterhin werden als Gründe die Verschiedenheit der Meinungen über den Wert der Gastrokamera, die Probleme der Kommunikation zwischen den einzelnen Untersuchungsstellen über die Details der Methode sowie die Unerreichbarkeit der großen Fülle der japanischen endoskopischen Literatur angeführt [1].

Die japanischen Ärzte haben sich in fast zweijahrzehntelanger, intensiver Forschung mit dem makroskopischen Bild der pathologischen Veränderungen des Mageninnern beschäftigt. Das Problem der Gastrokamera-Diagnostik besteht also offenbar in der Übertragbarkeit der dadurch gewonnenen Erkenntnisse. Es ist jedoch nur schwer einsichtig, weshalb sich in dieser Hinsicht in anderen Ländern unüberwindliche Schwierigkeiten ergeben sollten.

Die Gastrokamera-Untersuchung ist eine leicht erlernbare, praktisch risikolose, dem Patienten durchaus zumutbare Methode, die in wenigen Minuten durchführbar ist [6,10]. Solange die Verbreitung der Methode aber auf den nahezu akademischen Rahmen beschränkt bleibt, ist sie, statistisch gesehen, für den betroffenen Patienten, speziell für den Träger des Frühkarzinoms, ohne wesent-

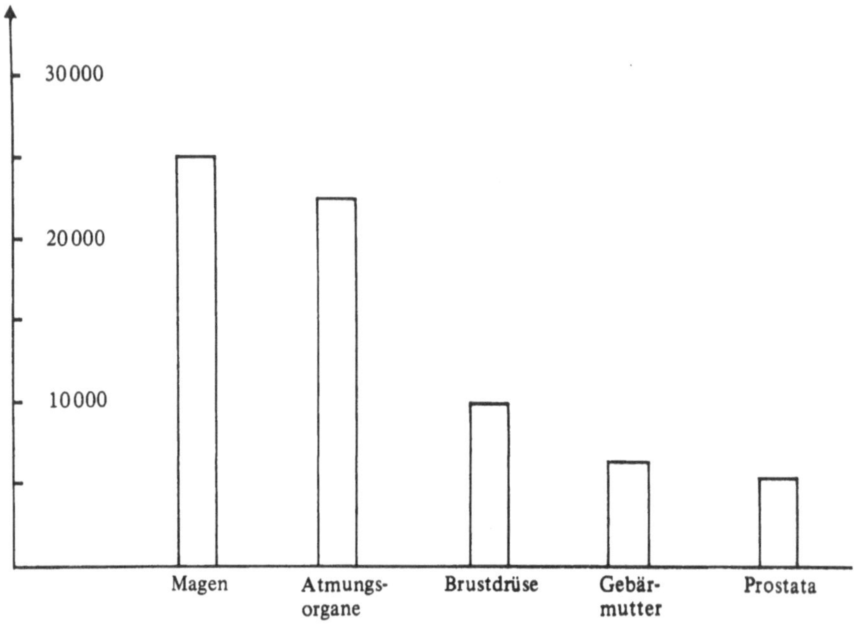

Abb. 1. Todesursachen durch bösartige Neubildungen in der BRD und West-Berlin im Jahr 1968

liche Bedeutung. Es ist jedoch zu hoffen, daß die Gastrokamera in Zukunft auch in Deutschland routinemäßig eingesetzt wird.

Literatur

[1] MORRISSEY, J. F., J. TANAKA u. W. B. THORSEN: Gastroscopy. A review of the English and Japanese literature. Gastroenterology **3**, 456 (1967).
[2] OSHIMA, H.: Die Gastrokamera – ein neues photographisches Untersuchungsgerät für die Magenhöhle. Gastroenterologia (Basel) **105**, 115 (1966).
[3] OSHIMA, H.: Früherkennung des Magenkarzinoms mit der Gastrokamera. Med. Welt **20**, 500 (1969).
[4] OSHIMA, H.: Routinemäßige Gastrokamera-Untersuchungen und ihre technischen Fortschritte. Dtsch. Med. J. **20**, 254 (1969).
[5] OSHIMA, H.: Gastrokamera-Untersuchung zur Frühauffindung des Magenkarzinoms. diagnostik **3**, 66 (1970).
[6] OSHIMA, H.: Die Gastrokamera und ihre heutige Verwendung. Vortrag vor der Schweiz. Ges. f. Gastroenterologie, Solothurn, 21. 3. 1969.
[7] OSHIMA, H.: Das Frühkarzinom des Magens im Weltschrifttum. Vortrag beim 2. Kongr. f. gastroenterologische Endoskopie, Homburg/Saar, 27. u. 28. 9. 1969 (im Druck).
[8] OSHIMA, H.: Persönliche Mitteilung.
[9] Statistik der Bundesrepublik Deutschland. Bevölkerung und Kultur, Reihe 7, Gesundheitswesen, IV; Kohlhammer, Stuttgart (1969 u. 1970).
[10] TASAKA, S. u. T. SAKITA: Progress of gastrocamera examination. Proceedings of the first congress of the international society of endoscopy, p. 70. Tokyo (1966).

Kommentar zum Kapitel I

H. OSHIMA

Für die Diagnosestellung bei der Gastrokamera-Untersuchungsmethode benötigt man unbedingt die Ausnutzung der gesamten **Filmlänge**. Voraussetzung ist deshalb die Benutzung eines Filmes für jeweils einen Untersuchten. Gelegentlich genügt die volle Filmlänge zur Darstellung des gesamten Mageninneren und der pathologisch veränderten Partien nicht. Eine Verlängerung des Filmes ist derzeit nur unter Vergrößerung der Filmpatrone möglich, wodurch die Instrumentenspitze unerwünscht verdickt würde. Dabei ist auch zu erwähnen, daß die Bildabstände auf einem Film bei der Verlängerung desselben schwieriger konstant zu halten sind. Man sollte sich deshalb bemühen, durch eine entsprechende Untersuchungstechnik mit den heute gebräuchlichen Gastrokamera-Filmen den angegebenen Anforderungen gerecht zu werden.

Im Referat ZIFFER-REHS über die einzelnen Gastrokamera-Modelle wurden die zu diesem Zeitpunkt gebräuchlichen Gastrokamera-Typen beschrieben. Die Gastrokamera-Geräte werden aber ständig weiterentwickelt und verbessert. So steht seit Mai 1970 das **Modell GT-PA** in Europa zur Verfügung. Die Charakteristika dieses Instrumentes sind folgende: Der Verbindungsschlauch ist flexibel und dünn (Durchmesser proximal 6,0 mm, distal 7,8 mm). Trotzdem ist eine starke Krümmung des Kamerateils bis zu 100° nach zwei Seiten möglich. Dadurch ist die Kamerainversion leicht durchführbar und eine Darstellung des gesamten Mageninneren wird erleichtert. Der abwinkelbare Teil ist dabei kürzer als bei dem Modell GT-Va. Die Belichtung wird bei diesem Gerät erstmals automatisch im Magen den Erfordernissen angepaßt. Verringert sich der Abstand zwischen Kameralinse und der Mageninnenwand zu stark, ertönt außerdem ein Warnsignal. Die Luftinsufflation in den Magen kann mit Hilfe einer Automatik und durch Betätigung einer Fußtaste erfolgen. Auslöser- und Filmtransporthebel sind durch Bedienung eines einzigen Knopfdruckes am Kontrollteil gegenüber den bisherigen Modellen vereinfacht worden. Dieses Modell vereint in sich mit den angegebenen Verbesserungen die Vorteile der Gastrokamera-Modelle GT-P_{II} und GT-Va. Dieses Instrument wird in Zukunft für Routineuntersuchungen in der Praxis und Klinik sowie auch bei Reihenuntersuchungen vielfach verwendet werden.

Die verschiedenen Gastrokamera-Modelle sind präzise optische Geräte. Die **Lebensdauer** dieser Instrumente ist bei sachgemäßer Handhabung gut. Ihre empfindlichsten Punkte stellen der Abwinkelungsmechanismus und das Filmtransportsystem dar.

Die **Gastrokamera-Diagnostik** hat sich in den letzten Jahren zunehmend in zahlreichen Ländern der Erde **verbreitet,** erkennbar an der steigenden Zahl der Instrumente sowie der verbrauchten Filme und anhand der vielen einschlägigen Publikationen. Sie wird nicht nur von Gastroenterologen, Internisten und Chirurgen in der Klinik und Praxis, sondern auch vielfach von Röntgenologen angewandt.

Wegen der einfachen, schnellen und beschwerdearmen Durchführbarkeit, insbesondere der „blinden" Magenfotografie, ist diese bei Personen jeden Alters, vom Volksschulalter an und meist unabhängig vom Allgemeinzustand der zu Untersuchenden durchführbar. Bei sachgemäßer Durchführung bietet diese Untersuchungsmethode, und das muß besonders hervorgehoben werden, praktisch kein **Risiko.** Unter den 81 731 Gastrokamera-Untersuchten bis Ende 1960 in 379 japanischen Krankenhäusern und Arztpraxen ergaben sich nach Angaben von MORI acht Zwischenfälle (0,009 %), die durch die Kameraeinführung verursacht wurden: 5 Magenperforationen, 1 Lösung einer Verklebung bei Ulcus penetrans u. a. [2,3]. Keiner der Zwischenfälle führte zum Tode. Zu bemerken ist allerdings, daß diese Untersuchungen und damit die Komplikationen bei Verwendung der damals benutzten dickeren Gastrokamera-Modelle (Durchmesser etwa 12 mm) erfolgten. 1966 berichtete ARIGA über eine Sammelstatistik aus Japan, in der er eine geschätzte Gastrokamera-Untersuchungszahl von 829 700 angab [1]. Bei diesen wurden, durch die Einführung des Gerätes direkt verursacht: insgesamt 50 Blutungen, Verletzungen, Perforationen und anderes, z. B. an Rachen, Ösophagus und Magen beobachtet, d. h. in rd. 0,006 %. Unter diese Gesamtzahl fallen 15 Magenperforationen. Diese geringere Zwischenfallquote läßt sich wahrscheinlich dadurch erklären, daß der Durchmesser der Instrumente bei der Weiterentwicklung verringert und ihre Flexibilität erhöht wurde. Es braucht nicht besonders hervorgehoben zu werden, daß eine sorgfältige Untersuchung die Voraussetzung für gute Ergebnisse ist.

Bei der Betrachtung der zahlenmäßigen Verbreitung der Gastrokamera-Untersuchung in Japan muß man berücksichtigen, daß diese Untersuchungsweise dort mit ihrer **Zulassung durch die Krankenkassen** 1959 sehr rasch an Bedeutung gewann und damit praktisch der Durchbruch dieser Methode in Japan erfolgte. Es ist somit zu erwarten, daß sich auch hier in Europa diese Gastrokamera-Diagnostik sehr rasch verbreiten wird, wenn die Krankenkassen sich bereit finden, die Kosten zu übernehmen.

Literatur

[1] ARIGA, K.: Gegenwärtiger Stand der endoskopischen Untersuchungsmethoden in Japan. Gastroenterol. Endoscopy (Tokyo) **8,** 7 (1966) (jap.).

[2] MORI, S.: Die technischen Probleme der Gastrokamera-Untersuchung unter Berücksichtigung der Anästhesie. Gastroenterol. Endoscopy (Tokyo) **3,** 143 (1961) (jap.).

[3] OSHIMA, H.: Die Gastrokamera – ein neues photographisches Untersuchungsgerät für die Magenhöhle. Gastroenterologia (Basel) **105,** 115 (1966).

II. Untersuchungstechnik

Einführende Worte

H. OSHIMA

Vorbereitung und Untersuchungstechnik sind wichtige Voraussetzungen, um gute Gastrokamera-Bilder für die Diagnosestellung zu erhalten. Neben der Fortentwicklung des Instrumentariums erfolgte eine Vervollkommnung der Untersuchungstechnik, um gute, die Magenhöhle einschließlich pathologischer Veränderungen umfassend darstellende Bilder zu gewinnen. Für jedes Gastrokamera-Modell wurde eine entsprechende Untersuchungstechnik erarbeitet. Die Entwicklung der Inversionsmethode mit der Gastrokamera durch TANIGUCHI und Mitarbeiter, die von diesen seit 1960 routinemäßig angewandt wurde, bedeutete einen wesentlichen Fortschritt [1]. Dadurch wurde die Darstellung der Kardia und des Fornix leicht möglich.

Die Gastrokamera-Untersuchung sollte in ihren einzelnen Abschnitten möglichst in einer bestimmten schematischen Reihenfolge durchgeführt werden, um zu vermeiden, daß einige Magenteile in der Darstellung fehlen. Sonst besteht die Gefahr, eine vorhandene umschriebene Veränderung zu übersehen. Die systematische Aufnahmeserie ist besonders bei der sog. blinden Gastrokamera-Untersuchung wichtig. Wird das Mageninnere nach einem gleichbleibenden Schema fotografiert, so wird die Orientierung im Bild später einfacher.

Ein wichtiger Punkt für einen guten Untersuchungsablauf ist ein genügender persönlicher Kontakt zwischen Untersucher und zu Untersuchendem. Bei der Untersuchung selbst sollte in dem Raum Ruhe herrschen.

Literatur

[1] OSHIMA, H.: Routinemäßige Gastrokamera-Untersuchungen und ihre technischen Fortschritte. Dtsch. med. Journal **20,** 254 (1969).

Vorbereitung zur Gastrokamera-Untersuchung

H.-U. Rehs und G. Freyburg

Die Vorbereitung des Patienten zur Gastrokamera-Untersuchung ist mit von entscheidender Bedeutung für eine erfolgreiche Untersuchung. Hier wird die allgemeine Vorbereitung zur Gastrokamera-Untersuchung dargestellt; auf die technischen Vorbereitungen der einzelnen Gastrokamera-Modelle wird in den jeweiligen Kapiteln eingegangen.

Da der Untersuchende vielfach nicht gleichzeitig der behandelnde Arzt ist, ist eine Erhebung der Anamnese, insbesondere im Hinblick auf frühere Magenerkrankungen und die jetztigen Beschwerden erforderlich. Gleichzeitig wird dadurch erreicht, daß zwischen Patient und Untersucher ein gewisses Vertrauensverhältnis entsteht, was für einen beschwerdearmen Untersuchungsablauf von Bedeutung sein kann [4]. Eine Betrachtung der Röntgenbilder, einschließlich der Befunde von Ösophagus und Magen vor der Untersuchung ist empfehlenswert, auch um eine evtl. Gefährdung des Patienten durch Stenosen im Ösophagus- und Kardiabereich oder durch Ösophagusvarizen zu vermeiden [2]. Ferner können so Form- und Lageveränderungen des Magens bei der Einführung der Gastrokamera berücksichtigt werden.

Die Untersuchung selbst soll am nüchternen Patienten möglichst vormittags durchgeführt werden [2]. Sie sollte in einem ruhigen abdunkelbaren Untersuchungsraum stattfinden. Notwendig ist ein nicht zu hoher Untersuchungstisch (etwa 70 – 80 cm Höhe), um den Bauch des Patienten während der Untersuchung beobachten zu können [2,3]. Ferner sollte man ein Absauggerät bereitstellen, um vermehrten Speichel oder evtl. hervorgewürgten Mageninhalt absaugen zu können [4].

Als Prämedikation gibt man 30 – 40 Minuten vor Beginn der Aufnahmen 0,5 mg Atropinsulfat s.c., um die Sekretion des Magensaftes und des Speichels zu vermindern. Bei einem Teil der Patienten wird 5 – 10 Minuten vor der Einführung des Instrumentes 20 mg N-Butyl-Scopolamin (Buscopan) i.m. appliziert, um den Tonus des Magens herabzusetzen. Sollte auf die Beobachtung der Peristaltik besonderer Wert gelegt werden, wird auf die Gabe von Buscopan verzichtet [4]. Bei sehr unruhigen Patienten ist z. B. die Gabe von Triflupromazin (Psyquil) angezeigt. Morphin-Derivate werden nicht benötigt, da die Untersuchung beschwerdearm ist und meist ambulant durchgeführt wird. Außerdem braucht man die aktive Mitarbeit des Patienten bei der sogenannten Bauchatmung.

Da nach OSHIMA der Rachen den empfindlichsten Punkt bei den meisten Patienten darstellt, erscheint es notwendig, bei den heute routinemäßig angewandten Gastrokamera-Modellen eine ausreichende Rachenanästhesie durchzuführen [4]. Hierdurch läßt sich der verstärkte Würgereiz vermeiden, der die Belästigung für den Patienten sehr groß werden lassen kann und den Magen während der Untersuchung verspannt. Deshalb ist besonders für den Anfänger wichtig, eine genügende Rachenanästhesie zu betreiben, damit der Patient einmal beschwerdearm untersucht wird und zum anderen der Untersucher ruhig arbeiten kann, was für ihn gute Aufnahmeergebnisse und gute Diagnosestellung bedeutet [4]. Nach Ablegen evtl. vorhandener Zahnprothesen nimmt man am sitzenden Patienten die Rachenanästhesie vor. Zur Zeit sind Tetracain- (Gingicain) oder Lidocain-Präparate (Xylocain), die in Sprayform vorliegen, gebräuchlich. Der Zungengrund und der Ösophaguseingang werden gewöhnlich mit vier bis sechs Spraystößen gründlich eingesprayt. Nach der Anästhesie sollte der Patient immer ausspucken. Die geringe Menge des Oberflächenanästhetikums schließt eine Überdosierung aus. Allergische Reaktionen können, wie bei jeder Anästhesie mit diesen Mitteln, in seltenen Fällen vorkommen [1]. Nach WIRTS und PALMER sind bei 307 715 peroralen Endoskopie-Untersuchungen, die Ösophagoskopien, Bronchoskopien und Gastroskopien einschließen, in 0,013 % aller Fälle anaphylaktische Reaktionen auf das Lokalanästhetikum aufgetreten [5]. Es empfiehlt sich deshalb, Corticosteroide und ein rasch wirkendes Barbiturat bereitzustellen. Solche Zwischenfälle sind jedoch bisher bei ungefähr 1900 Gastrokamera-Untersuchungen der Arbeitsgruppe OSHIMA nie beobachtet worden.

Der Patient soll sich dann mit entblößtem Bauch, nachdem er beengende Kleidung abgelegt hat, auf dem Untersuchungstisch in Rückenlage hinlegen. Da die sogenannte Bauchatmung für die Gastrokamera-Untersuchung besonders wichtig ist, übt der Patient diese vor der Untersuchung. Bei langsamer, tiefer, gleichmäßiger Inspiration wird der Bauch weit herausgestreckt, damit sich der Magen gut entspannt [2]. Vor der Einführung der Kamera palpiert der Untersucher das Abdomen, vor allem das Epigastrium, um hier vorhandene Schmerzpunkte oder Resistenzen zu lokalisieren. Kurz vor dem Einführen der Kamera wird der Patient über den Umfang der Untersuchung aufgeklärt und zudem daran erinnert, daß deren Dauer von seiner aktiven Mitarbeit abhängig ist [2,4].

Diese Vorbereitungen werden bei allen ambulanten sowie stationären Patienten in derselben Weise durchgeführt und bringen erfahrungsgemäß die geringste Belästigung für die Untersuchten und bessere Gastrokamera-Bilder sowohl bei der blinden als auch bei der gezielten Gastrokamera-Untersuchung [4]. Diese geringe Belästigung für den Patienten, das Fehlen von stark sedierenden Medikamenten, das Vermeiden von Liegezeiten, die Vorteile bezüglich der Verkehrstüchtigkeit, beweisen die gute Verwendbarkeit dieser Untersuchungsmethode auch außerhalb der Klinik in der Praxis des frei praktizierenden Arztes.

Literatur

[1] NOLTE, H.: Die Technik der Lokalanaesthesie. Anaesthesiologie und Wiederbelebung (Springer-Verlag, Berlin-Heidelberg-New York) **14**, 48 (1966).
[2] OSHIMA, H.: Neue Untersuchungsmethode mit der „Gastrokamera" in der Magenhöhle Med. Klinik **60**, 1807 (1965).
[3] OSHIMA, H.: Über die Magendiagnostik mit der „Gastrokamera mit Fibroskop". Med. Klinik **62**, 667 (1967).
[4] OSHIMA, H.: Über die Beschwerden bei der Gastrokamera-Untersuchung. Med. Klinik **62**, 2024 (1967); [Berichtigung: **63**, 320 (1968)].
[5] WIRTS, C. W. and E. D. PALMER: Survey of gastroscopic and esophagoscopic accident: report of a commitee on accidents of the American Gastroscopic Society. Bull. Amer. Gastroscopic Soc. **4**, 6 (1956).

Untersuchungstechnik mit der Gastrokamera (Modell GT-Va)

W. BERGEMANN

Die Gastrokamera Modell GT-Va wurde als Verbesserung der bisherigen Modelle bis GT-V seit 1961 von ASHIZAWA und Mitarbeitern entwickelt [1,6,7]. Sie besteht, ähnlich wie die anderen blinden Gastrokamera-Modelle, aus dem verschluckbaren Kamerateil mit einer Winkeloptik von 80°, dem 8,5 mm im Durchmesser betragenden Verbindungsschlauch und aus dem Kontrollteil [1,6].

Das wesentlich Neue an diesem Gerät ist die vom Kontrollteil aus dirigierbare, bogenförmige Krümmbarkeit eines etwa 10 cm langen Teiles am distalen Ende des Gerätes bis zu etwa 100° nach zwei Seiten in der Ebene der Linsenachse [1,2,6]. Dadurch wird die Fotografie der gesamten Magenhöhle einschließlich der mit den Vormodellen schwieriger zu erfassenden Bezirke, d. h. Kardia, Fornix und die Hinterwand des oberen Korpus auf einfache Weise ermöglicht [1,6].

1. Die Untersuchungstechnik in der von uns angewandten Weise

Nach der Vorbereitung des Patienten erfolgt das Beschriften des Filmes auf der Spezialunterlage mit einem Nadelschreiber [4]. Seriennummer und Name des Patienten werden etwa 1 cm von der Filmöse entfernt in Richtung Spule auf der konvexen, grauen Filmrückseite eingeritzt. Dadurch sind Serien-Nummer sowie Name später beim Befunden seitengerecht neben den projizierten Bildern lesbar.

Der Film wird dann mit der Öse am Filmanfang im rechten Winkel zu der aus der eröffneten Kameraspitze herausragenden Filmtransportlasche an einem an der Lasche befindlichen Häkchen sorgfältig eingehängt ohne vorheriges Herausziehen von in der Patrone liegender Filmanteile. Dann wird er zur Längsachse um 90° geschwenkt und, soweit er aus der Spule herausragt, durch abwechselndes Betätigen des Filmtransportknopfes und des Auslösers in den Kamerateil hineingezogen, die Filmschicht zur Linse gerichtet [4].

Nach Verschluß des Kamerateils wird ein Tropfen Antibeschlagmittel auf den Linsenschutzdeckel aufgetragen und fein verteilt [4]. Es folgt die Prüfung des Gerätes auf seine Funktion: Überlastungslampe, Beweglichkeit des Krümmungsteiles sowie Luftgängigkeit.

Es empfiehlt sich, auf den Verbindungsschlauch einen Beißschutzring aufzustecken [6]. Ein anästhesierendes Gleitmittel wird vor der Einführung auf den Krümmungsteil auf der der Linse entgegengesetzten Seite aufgetragen [4].

2. Die Kamera-Einführung

Zur Einführung der Gastrokamera dreht sich der mit entblößtem Bauch auf dem Untersuchungstisch liegende Patient üblicherweise auf die linke Seite [4,5]. Er soll entspannt und locker liegen und wird noch einmal über Untersuchungsart und -dauer kurz aufgeklärt. Der Patient neigt den Kopf leicht nach vorn mit dem Kinn zur Brust, den Mund geöffnet. Die Gastrokamera wird, zur Linsenseite leicht abgebogen und dadurch der Krümmung des Zungengrundes angepaßt, mit der rechten Hand eingeführt, den Kontrollteil in der linken [2,4]. Eine Unterstützung durch die Finger des Untersuchers im Munde des Patienten ist dabei nicht notwendig [4,5].

Hat man mit der Kameraspitze die Speiseröhre erreicht, wird der Krümmungsteil wieder gerade gestellt und das Gerät leicht und ohne jede Gewaltanwendung durch die Speiseröhre bis in den Magen des Patienten vorgeschoben. Den Durchtritt der Kamera durch die Kardia in den Magen bemerkt man meist deutlich. Wenn bei unauffälligem Röntgenbefund an Ösophagus und Magen gelegentlich die Einführung durch die Kardia nicht gleich gelingt, sollte man etwas abwarten und den Patienten zum Entspannen mit dem Bauch tief ein- und ausatmen lassen.

Nach erfolgter Einführung in den Magen dreht sich der Patient zurück in die Rückenlage [4,5]. Er wird angehalten, locker und entspannt zu liegen und, wie vorher geübt, ruhig und tief mit dem Bauch ein- und auszuatmen [2,3,4,5].

Es folgt der Anschluß des Lichtkabels, Einschalten des Transformators auf Werte um 36 Volt und Anschluß des Ballons zur Luftinsufflation. Es wird anfänglich etwas Luft in den Magen eingepumpt, insgesamt während der Untersuchung etwa 500 – 600 cm^3 [2,3,4]. Der Untersuchungsraum wird soweit abgedunkelt, daß die Bauchatmung des Patienten noch beobachtet werden kann. Während der Untersuchung soll Ruhe im Raum herrschen.

Nun gleitet allein durch das Gewicht des locker gehaltenen Kamerateiles das Gerät in die distalen Magenabschnitte, durch leichte Abwinkelung der Kameraspitze zur Linsenseite bis hinein ins Antrum. Durch Betätigen des auf „DF" (double flush) gestellten Auslösers am Kontrollteil kann sich der Untersucher jederzeit mit Hilfe der Diaphanoskopie durch die Bauchdecken über die Kameraposition und -richtung in Verbindung mit der Einführungstiefe und der Krümmung der Kameraspitze orientieren, obwohl eine optische Sichtkontrolle bei diesem Gerät nicht gegeben ist [2,3,4,7,8]. So ist auch diaphanoskopisch die Magenform und -lage sowie der vermehrte Tonus bzw. die Entspannung des Magens an der Intensität und Ausdehnung des durchschimmernden Lichtes erkennbar.

3. Die Fotografie

Die Belichtung der vorhandenen 32 Aufnahmen eines Filmes sollte wegen der leichteren späteren Beurteilbarkeit nach einem gleichbleibenden Schema erfolgen **(Abb. 1)** [2,3,8]. Wir bevorzugen das im folgenden geschilderte Vorgehen, wobei die Kamera dreimal tief in den Magen eingeführt wird [1,2,6,8]. Die Aufnahmen erfolgen jeweils kurz nach einer mäßigen Luftinsufflation. Der Patient hält dabei nach tiefer Inspiration die Luft an und streckt den Bauch weit heraus.

Bei der ersten tiefen Einführung ins Antrum ist die Kameralinse zur kleinen Kurvatur hin gerichtet. Bei anfangs noch leicht zur Linsenseite abgewinkelter Kameraspitze werden in dieser Stellung nach ausreichender Entspannung zuerst die Minorseite des Antrums (I,1), bei gerade gestellter und bei der dritten Position leicht zur Rückseite abgewinkelter Kameraspitze unter leichtem Zurückziehen die Präpylorus- und Pylorusregion sowie das gesamte Antrum aufgenommen, jeweils unter Drehung der Kamera von außen um ihre Achse (I,2+3). Hierbei werden gegen oder im Uhrzeigerumlauf in einer durch den Patienten gedachten Vertikalebene zwischen 1.30, 12.00, 10.30 und 9.00 Uhr die Aufnahmeeinstellungen vorgenommen, wobei der Bulbus duodeni 12.00 Uhr bedeutet **(Abb. 2)** [4,8]. Unter allmählichem Zurückziehen werden bei leicht nach rückwärts gebogenem Kamerateil der Angulus und die kleine Kurvatur des Korpus (I,4) anschließend stark nach rückwärts gebogen und weiter zurückgezogen der gesamte Korpus mit kleiner und großer Kurvatur, Vorder- und Hinterwand, jeweils wieder unter Drehung des Gerätes um seine Achse mit mehreren Bildern aufgenommen (I,5). Insgesamt werden etwa 20 der 5 × 6 mm großen Aufnahmen für diesen ersten Untersuchungsabschnitt benötigt.

Die zweite tiefe Einführung der Kamera erfolgt, nachdem diese mit der Linse zur großen Kurvatur hin gedreht wurde. Nach Orientierung mit Hilfe der Diaphanoskopie wird beim Tiefergleiten der Kamera, deren Spitze stark nach rückwärts gekrümmt ist, in dieser Position die große Kurvatur (II,1), beim Zurückziehen der Korpus und der Fornixbereich unter langsamer Abschwächung der Krümmung bzw. erneuter Abbiegung zur Linsenseite hin dargestellt (II,2–5).

Dann erfolgt im oberen Magenanteil die Krümmung der Kameraspitze bis zum Maximum in Richtung der Linse zur sogenannten Inversion (II,4,5). Mit dieser Krümmung führt man die Kamera zum dritten Male tief ein (III,1,2). Unter langsamem Zurückziehen des Instrumentes und Drehung um die Längsachse werden Bilder vom unteren Korpus majorseitig, dem Angulus, der Minorseite, der Subkardia und der Kardia sowie der Fornixkuppel gefertigt (III,2–4). Die sog. Inversion läßt sich mit diesem Instrument sehr leicht vornehmen. Die äußere Palpation des Bauches ist dazu nicht notwendig [1].

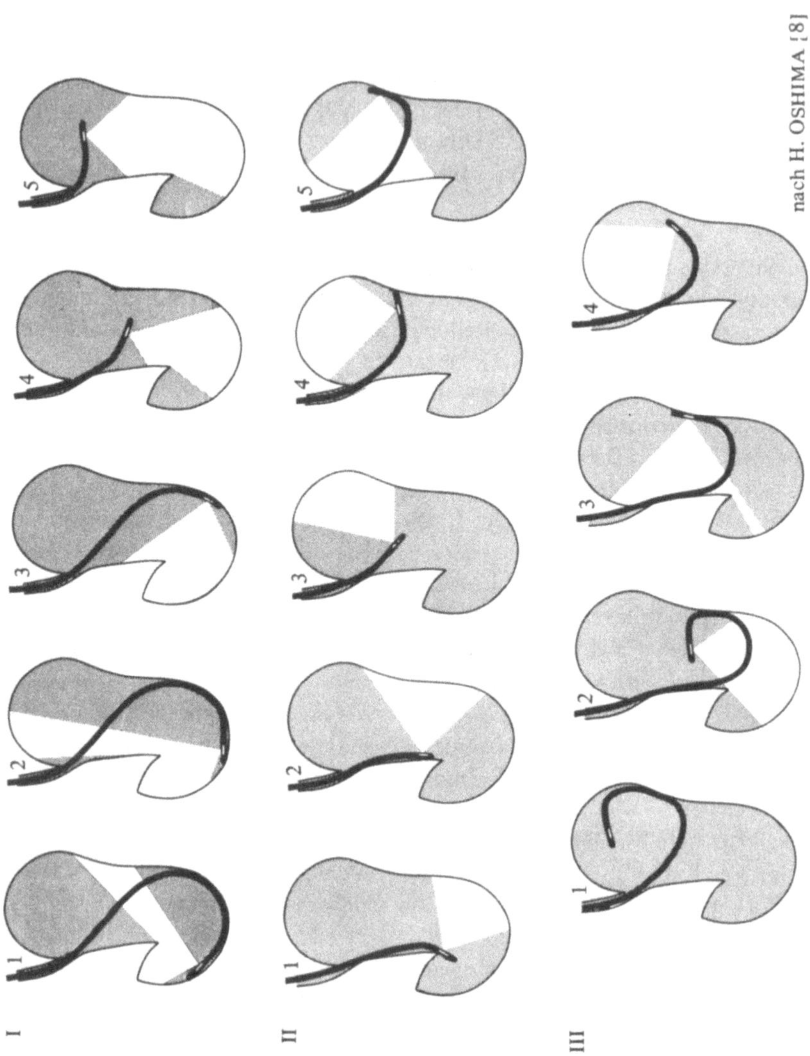

Abb. 1. Schematische Darstellung der einzelnen Kamerapositionen bei der Untersuchung mit der Gastrokamera Modell GT-Va

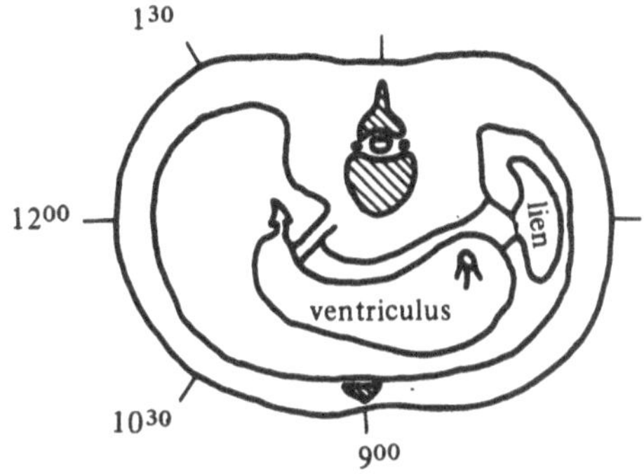

Abb. 2. Angabe zur Richtung der Kamera bei Blick auf einen schematischen Körperquerschnitt, eingeteilt nach dem Uhrzifferblatt (12^{00} h = Bulbus duodeni)

Röntgenologisch verdächtige oder abzuklärende Bezirke werden, abweichend von dem genannten Schema, mehrfach und aus verschiedenen Richtungen fotografiert [7,8]. Man sollte allerdings immer bemüht sein, die gesamte Mageninnenfläche fotografisch zu erfassen [1,2,7,8].

Steht die Filmzähluhr am Kontrollteil auf „E" (end), wird der Krümmungsteil gerade gestellt, der Beißschutz aus dem Mund herausgenommen und unter Luftanhalten des Patienten die Kamera vorsichtig entfernt.

Unter lauwarmem Wasser und Lufteinpumpen wird das Gerät sofort gesäubert und anschließend Kamerateil und Verbindungsschlauch mit Alkohol abgerieben.

Der belichtete Film wird in einer Dunkelkammer oder in einem Wechselsack im abgedunkelten Raum entfernt. Es empfiehlt sich, ihn in einem Speziallabor entwickeln zu lassen.

Die gesamte Untersuchungsdauer mit diesem Gastrokamera-Modell beträgt fünf bis acht Minuten. Bei genügender Erfahrung läßt sie sich noch verkürzen. Wegen der einfachen Handhabung der Untersuchungstechnik, der Beschwerdearmut und Risikolosigkeit läßt sich diese Untersuchung vor allem bei ambulanten Patienten anwenden.

Literatur

[1] ASHIZAWA, S. u. H. OSHIMA: Gastrokamera Typ Va, ein verbessertes Instrument für die photographische Diagnostik der gesamten Magenhöhle. Z. f. Gastroent. **5**, 142 (1967).

[2] BERGEMANN, W.: Indikation, Technik und Ergebnisse der „blinden" Gastrokamera-Untersuchung. Dtsch. med. Wschr. **95**, 640 (1970).

[3] BERGEMANN, W.: Diskussionsbeitrag in: „Grundlagen der gastroenterologischen Endoskopie", Verhandlungsband Nr. 1, Z. f. Gastroent., S. 90, Karl Demeter Verlag, Gräfelfing (1970).

[4] OSHIMA, H.: Neue Untersuchungsmethode mit der „Gastrocamera" in der Magenhöhle. Med. Klin. **60**, 1807 (1965).

[5] OSHIMA, H.: Die Gastrokamera – ein neues photographisches Untersuchungsgerät für die Magenhöhle –. Gastroenterologia (Basel) **105**, 115 (1966).
[6] OSHIMA, H.: Verschiedene Modelle der Gastrokamera und ihre Anwendung. Acta medicotechnica **16**, 450 (1968).
[7] OSHIMA, H.: Routinemäßige Gastrokamera-Untersuchungen und ihre technischen Fortschritte. Dtsch. med. J. **20**, 254 (1969).
[8] OSHIMA, H.: Intragastrale Photographie mit der Gastrokamera – Untersuchungstechnik und Orientierung im Bild –. Dtsch. med. J. **21**, 585 (1970).

Zwischenbemerkung

Zur Untersuchungstechnik mit der Gastrokamera Modell GT-Va

H. Oshima

Die Untersuchungstechnik mit dem Modell GT-Va gilt z. Zt. als die Grundmethode der sog. blinden Gastrokamera-Untersuchung. Um das gesamte Mageninnere mit dieser Gastrokamera gut darstellen zu können, muß man unter Berücksichtigung der Magenform und der Kameralage die Krümmung der Instrumentenspitze in ihrer Richtung und Stärke geschickt ausnutzen. Vorhandene Röntgen-Bilder und die Diaphanoskopie während der Untersuchung können dabei behilflich sein. Die Einführungstiefe der Gastrokamera muß je nach der Magenform variiert werden. Führt man z. B. bei einem Stierhornmagen die Kamera zu tief ein, so wird die kleine Kurvatur des Antrum öfter als nötig aufgenommen. Wenn die Kameraspitze bei einem Stierhornmagen in den Positionen I–4,5 zu stark zur Rückseite gekrümmt wird, kommt die Minorseite des Korpus manchmal nicht zur Darstellung, während durch die von oben nach unten aufgenommene Übersicht der übrige Korpusteil, besonders die Majorseite, genügend erfaßt wird. Man darf den stark abgewinkelten Kopfteil des Instruments nicht zu viel und unvorsichtig drehen und schieben, da eine solche Manipulation Magenspasmen und geringe Schleimhautblutungen verursachen kann. Bei der Inversion in einem ptotischen Angelhakenmagen rutscht die Kamera leicht in eine zu tiege Lage. Bei solchen Fällen sollte man den invertierten Instrumentenkopf wesentlich zurückziehen und dann fotografieren.

Für die Aufnahmeserie I braucht man etwa 20 Bilder, wenn eine gezielte Fragestellung nicht vorhanden ist (s. auch S. 42). Da sich die Majorseite des Korpus auch in den Positionen I–4,5 darstellen läßt, sind für die Aufnahmeserie II nicht viele Bilder erforderlich. Wenn man bei den Aufnahmen mit dem Modell GT-Va zwischen den einzelnen Aufnahmeserien zur Kontrolle den auf „DF“ (double flush) gestellten Auslöser betätigt, wird die Orientierung auf dem entwickelten Film manchmal erleichtert: Es entsteht eine Markierung zwischen den Serien I und II sowie Serien II und III.

Untersuchungstechnik mit dem Gastrokameramodell GT-Vb

F. WIDMAIER, K. HEINKEL und H. HILTNER

NAKAYAMA [1] konstruierte 1957 eine Spezial-Gastrokamera, deren Kamerateil nach der Objektivseite bis zu 80° abwinkelbar war. Die erste Aufnahme der Kardia konnte mit diesem Instrument gemacht werden. Die Weiterentwicklung dieses Instruments stellt das Modell GT-Vb dar. Die Kardia, deren Umgebung und der Fornix können mit diesem Modell sehr gut dargestellt werden. Jedoch lassen sich auch die übrigen Magenteile mit diesem Instrument erfassen [2]. Bei dem Modell GT-Vb kann die Kamera gegen den Verbindungsschlauch in vier Stufen auf 75° abgewinkelt werden. Der Öffnungswinkel der Optik beträgt 80°. Die Systematik der Untersuchung erscheint vereinfacht, da eine Retroflexion der Kamera nicht möglich ist, und der Winkelmechanismus die geometrische Einstellung bestimmter Magenwandteile erleichtert. Naturgemäß muß eine starke Größenverzeichnung, die sich besonders auch am Gerät kenntlich macht, in Kauf genommen werden.

Wir empfinden es beim Einführen des Instruments als einen Nachteil, daß der Winkelmechanismus mit einem Gummibalg geschützt ist. Leider ergeben sich hierdurch, gerade bei Patienten mit engem Ösophagusmund oder Kardiaveränderungen, Schwierigkeiten während des Einführens. Die Aufnahmequalität ist bei dem Modell GT-Vb überzeugend. Bei unserem Untersuchungsschema versuchen wir zuerst, tief eingeführt, den Antrumbereich darzustellen. Das tief eingeführte Instrument wird leicht nach vorne abgewinkelt. Die Kamera fotografiert von unten nach oben. Im Blickwinkel der Kameraoptik liegt die kleine Kurvatur. Obwohl das Gerät nicht optimal der Krümmung der großen Kurvatur folgt, gelingt die Übersicht über das Antrum ventriculi erstaunlich gut.

Es ist möglich, mit der GT-Vb den Pylorus zu fotografieren. Im weiteren Verlauf der Untersuchung wird der Korpusbereich bei tief eingeführter Gastrokamera dargestellt. Die Kamera fotografiert wieder von unten nach oben. Im Blickwinkel der Optik liegen Teile der kleinen und der großen Kurvatur sowie des Magendachs. Die große Kurvatur des unteren Korpusbereichs ist weniger gut darzustellen, desgl. auch die kleine Kurvatur oberhalb des Angulus ventriculi.

Während des Zurückziehens des Instruments werden die kleine Kurvatur, sowie in Nahaufnahme die Kardia und das Magendach abgebildet **(Abb. 1)**. Entsprechend zeigt die Innenaufnahme den weiteren Verlauf des Instruments an der kleinen Kurvatur bis zum Fornixbereich. Gegenüber dem Instrument zeigen sich Teile der großen Kurvatur, am oberen Bildrand Teile der Vorderwand, am unte-

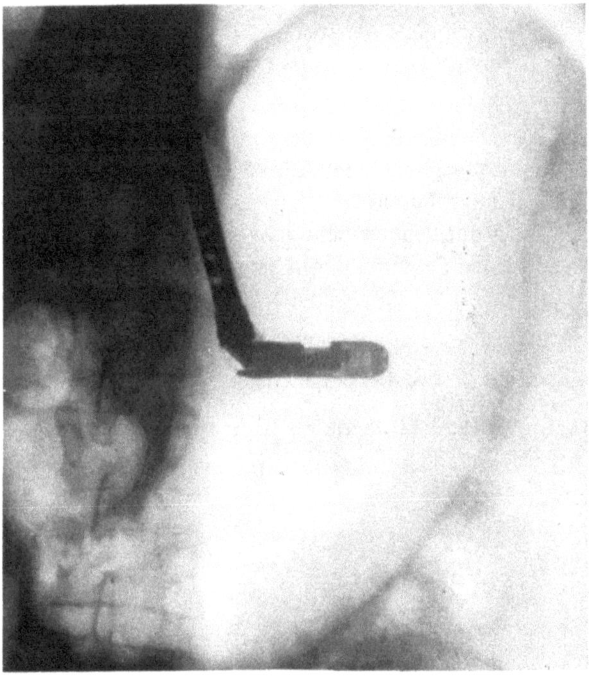

Abb. 1

ren Bildrand Teile der Hinterwand des Korpus ventriculi. Abschließend wird die Kardia in Nahsicht und außerdem die Fornixregion dargestellt. Die Fornixkuppe ist mit diesem Instrument sehr sicher darzustellen **(Abb. 2)**. Ein Umbiegen der Gastrokamera GT-Vb im Magen ist nur unter stärkeren Manipulationen von außen und starkem Druck mit der Gastrokamera zu erreichen.

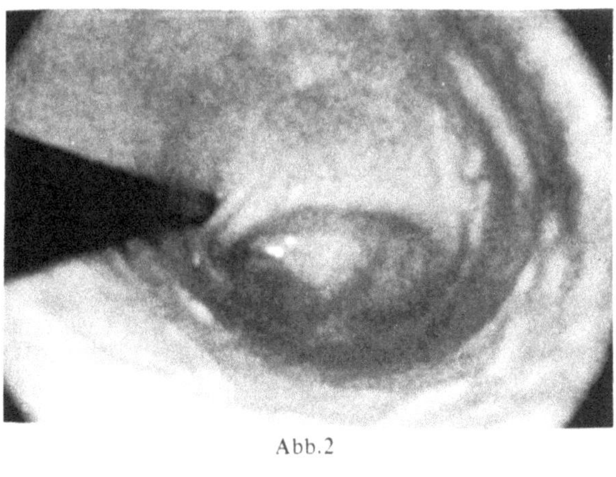

Abb. 2

Neben diesen Besonderheiten ist somit die Untersuchung mit der Gastrokamera Modell GT-Vb identisch der Untersuchung mit Modell GT-Va, wenn man die geometrischen Besonderheiten der Blickrichtung und den Abwinkelmechanismus beachtet.

Die obengenannten Schwierigkeiten des Einführens und die Unmöglichkeit, Übersichtaufnahmen wie bei Modell GT-Va zu machen, bedingten, daß wir nur 35 Untersuchungen mit diesem Modell gegenüber 670 mit dem Modell GT-Va durchführten. Zur Routineuntersuchung scheint uns das Modell GT-Vb nicht geeignet, bei speziellen Fragestellungen kann es jedoch nützlich sein.

Literatur

[1] NAKAYAMA, K.: Gastroenterological Endoscopy (Tokyo) **5**, 355 (1964); (japanisch, zitiert n. OSHIMA in [2]).

[2] OSHIMA, H.: Verschiedene Modelle der Gastrokamera und ihre Anwendung. Acta medicotechnica **16**, 450 (1968).

Technik der Gastrokamera-Untersuchung mit Modell GT-V

J. GALARZA und P. K. SCHÄFER

Das Modell GT-V, das eine Weiterentwicklung der Originalgastrokamera ist, wird seit 1960 als die Standardform der Gastrokamera verwendet. Auch dieses Modell besteht aus Kamerateil, Verbindungsschlauch und Kontrollteil. Im Unterschied zu dem Modell GT-Va befindet sich ein Gelenk zwischen dem Verbindungsschlauch und dem Kamerateil. Dadurch kann der Kamerateil von der Achse des Verbindungsschlauches bis zu 35° nach oben und unten abgewinkelt werden [2].

Die Vorbereitung des Patienten sowie die Prüfung des Gerätes auf seine Funktion erfolgten in gleicher Weise wie bei der Untersuchung mit dem Modell GT-Va [1].

Die Gastrokamera GT-V wird auf folgende Weise eingeführt: Der Kamerateil ist bei der Einführung zur Linsenseite, entsprechend der Wölbung des Gaumens, leicht abgewinkelt. Nach Erreichen des Ösophagus wird er wieder gerade gestellt und die Kamera langsam bis zur Kardia vorgeschoben. Die weitere Untersuchung wird meist in Rückenlage durchgeführt. Die Einführung bis zum Antrum erfolgt bei leicht abgewinkeltem Kamerateil unter Ausnutzung eines ruhigen und tiefen Atemrhythmus [1].

Prinzipiell weicht die Untersuchungstechnik mit dem Modell GT-V von derjenigen des Modells GT-Va nicht wesentlich ab **(Abb. 1)** [3].

Mit der Aufnahmeserie beginnt man am Pylorus und Antrum (Position 1 im Schema), dann zieht man die Gastrokamera über Magenwinkel und Korpusbereich langsam bis knapp unterhalb der Kardia zurück, wie es im Schema (Position 1 bis 4) abgebildet ist, wobei man in verschiedenen Höheneinstellungen fotografiert [3]. Bei jeder einzelnen Höheneinstellung steht der Kamerateil in einem bestimmten Winkel zur Achse des Verbindungsschlauches, so daß ein möglichst großer Teil der Magenhöhle fotografisch erfaßt wird. In jeder Kameraposition werden etwa vier Aufnahmen gemacht, wobei zusätzlich der Kontrollteil jeweils in einem Achsenwinkel von 135° gedreht wird, so daß das Objektiv nach 9 Uhr, 10.30 Uhr, 12 Uhr und 1.30 Uhr gerichtet ist (12 Uhr entspricht der rechten Axillarlinie, 9 Uhr der vorderen Medianlinie) (s. auch S. 29) [1].

Anschließend wird versucht, die Kamera zu invertieren. Insgesamt werden 32 Aufnahmen gemacht, davon etwa 12 im Antrum, 8 bis 10 im Korpus und 10 bis 12 im oberen Magenabschnitt nach Kamera-Inversion. Diese Untersuchungstechnik wird modifiziert, wenn aufgrund vorangegangener Röntgen- oder Gastrokameraunterschungen eine verdächtige Stelle bekannt ist. Dann soll die vermu-

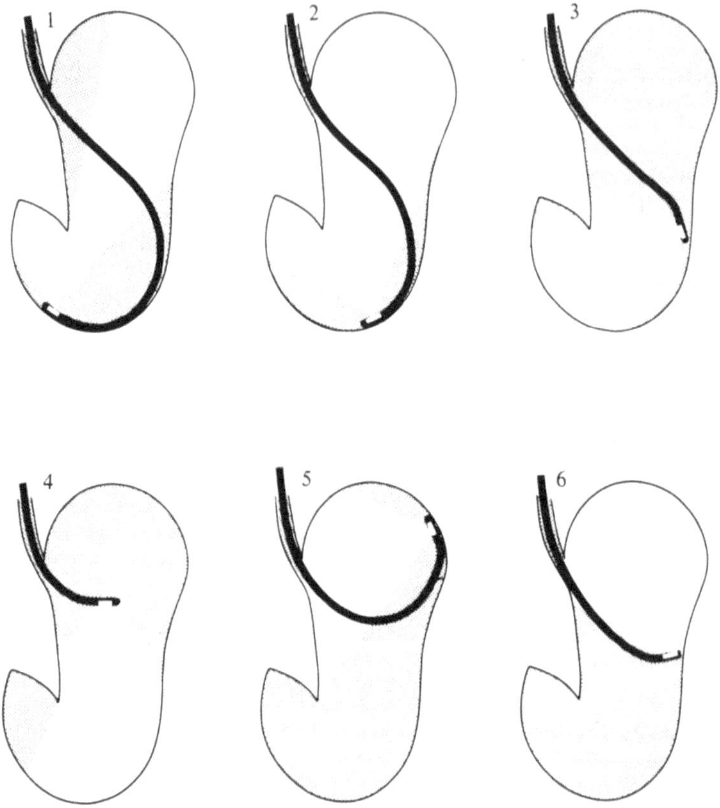

Abb. 1. Untersuchungsschema mit der Gastrokamera (Modell GT-V)
nach H. OSHIMA

tete aufzunehmende Partie oft und aus verschiedenen Richtungen, eventuell unter Änderung der Lage des Patienten fotografiert werden.

Zum Abschluß der Untersuchung wird der Kamerateil wieder in die gerade Stellung gebracht und unter Atemanhalten des Patienten langsam herausgezogen.

Mit diesem Gerät können Antrum mit Pylorusbereich, Angulus ventriculi und der distale Anteil des Korpus sehr gut aufgenommen werden [1]. Proximaler Bereich des Korpus, Fornix und Kardia lassen sich durch die Inversion gut darstellen. Jedoch ist deren Durchführung für Anfänger nicht immer einfach.

Literatur

[1] OSHIMA, H.: Neue Untersuchungsmethode mit der „Gastrokamera" in der Magenhöhle Med. Klinik **60,** 1807 (1965).
[2] OSHIMA, H.: Die Gastrokamera – ein neues photographisches Untersuchungsgerät für die Magenhöhle. Gastroenterologia (Basel) **105,** 115 (1966).
[3] OSHIMA, H.: Intragastrale Photographie mit der Gastrokamera – Untersuchungstechnik und Orientierung im Bild. Dtsch. med. J. **21,** 585 (1970).

Untersuchungstechnik mit der „Gastrokamera mit Fiberskop" (Modell GTF-A)

H. Oshima

Das Modell GTF-A wurde 1966 aus dem Kombinationsgerät „Gastrokamera mit Fiberskop" (Modell GTF) entwickelt. Das Modell GTF-A vereinigt die Vorzüge der sog. blinden Gastrokamera und des Fibergastrokops; mit diesem Gerät ist sowohl die endoskopische Beobachtung im Magen als auch die direkte intragastrale Fotografie unter Sichtkontrolle möglich [3,4,5,7]. Bei Bedarf läßt sich das Instrument rasch und einfach von Beobachtung auf Aufnahme umschalten [2,3,4,7].

Die wesentliche Verbesserung des Modells GTF-A gegenüber dem Originalmodell GTF liegt darin, daß der Untersucher den etwa 10 cm langen distalen Teil des Geräts von außen durch Betätigung des Kontrollteils bis zu etwa 70° nach oben und unten gegen die Schlauchachse bogenförmig krümmen kann [3,5,7]. In diesem abwinkelbaren Teil befindet sich die Kamera.

Die Untersuchung mit dem Modell GTF-A wird meist bei ungeklärten oder suspekten Röntgen- bzw. Gastrokamerabefunden, zur Blutungsquellensuche, zur Verlaufskontrolle sowie beim operierten Magen vorgenommen [5,7].

Im Gegensatz zur sogenannten blinden Gastrokamera müssen bei der Funktionsprüfung dieses Geräts die beiden Lämpchen, die für die Beobachtung und das „Blitz"-licht für die Aufnahme, kontrolliert werden [3]. Die übrigen Prüfungen und Vorbereitungen werden wie bei allen anderen Gastrokamera-Modellen ausgeführt. Bei Benutzung des z. Z. üblichen Gastrokamera-Filmes von 100 ASA wird der Blitzlichtschalter am Transformator gewöhnlich auf „N" und nur bei der Inversion auf „M" eingestellt.

Der ganze Untersuchungsvorgang ist im Prinzip genau der gleiche wie bei der sogenannten blinden Gastrokamera. Das Gerät wird zur Linsenseite leicht abgebogen und der Krümmung des Zungengrundes bzw. des Hypopharynx angepaßt eingeführt. Das bereitet keine Schwierigkeiten.

Tritt der Kamerateil in den Magen ein, sollte man zunächst den sog. Schleimsee in der Fornixregion beobachten und fotografieren, um seine Beschaffenheit und Menge, insbesondere eine eventuell vor der Untersuchung bestehende Blutung, feststellen zu können [7]. Der Schleimsee läßt sich nach Drehung der Kameralinse zur großen Kurvatur einfach finden. Nach der Untersuchung der Fornixregion mit dem Schleimsee wird die Kamera wiederum zur kleinen Kurvatur gerichtet. Nach mäßiger Luftinsufflation erfolgt die weitere Einführung des Instruments unter genauer Beobachtung der einzelnen Magenabschnitte bis ins Antrum.

Die Aufnahmen in der Magenhöhle werden normalerweise nach der tiefsten Einführung vorgenommen. Man zieht das Gerät langsam vom Antrum nach oben bis zur Kardia-Fornixregion zurück. Dabei wird der Kamerateil gleichzeitig um seine Längsachse gedreht und in verschiedene Richtungen gewendet, wie bei den sogenannten blinden Gastrokamera-Untersuchungen. Die Bilder sind nach dem gleichen Schema aufzunehmen wie mit dem Modell GT-V (S. 36) [3,7]. Nach jedem Umschalten von Beobachtung auf Aufnahme wird die Magenhöhle gewöhnlich mit drei bis fünf Bildern hintereinander fotografiert [3].

Die Beweglichkeit der Instrumentenspitze durch die verstellbare Krümmungsstärke soll bei der Untersuchung jedes Magenanteils ausgenutzt werden. Die kleine Kurvaturseite des Antrum läßt sich bei tiefer Einführung und gerader Stellung des Kamerateils oder etwas zur Linsenseite gekrümmt leicht fotografieren. Das obere Korpus, besonders dessen Hinterwand und die Minorseite des Korpus sind am besten aufzunehmen, wenn man den distalen Gerätteil zur Rückseite krümmt; ebenso der Stumpfmagen, insbesondere die Anastomose nach Billroth II.

Wird das Objektiv bei hoher Kameraposition zur großen Kurvatur gerichtet, der Krümmungsteil des Geräts stark zur Linsenseite gebogen und dann das Intrument langsam tiefer eingeführt, so kann man die Inversion gewöhnlich ohne Schwierigkeit durchführen [1,5]. Dabei ist es ratsam, zuerst den sog. Schleimsee unter Sicht zu finden und an diesem entlang das Gerät langsam vorbeizuführen [7]. Dann wird der Patient kaum belästigt. Besonders bei der Inversion muß eine ruckartige Handhabung vermieden werden. Im allgemeinen wird die Inversionsmethode mit dem Modell GTF-A nach der gewöhnlichen Aufnahmereihe durchgeführt.

Die Untersuchung mit dem Modell GTF-A wird meist in Rückenlage des Patienten vorgenommen. Zur Erreichung einer optimalen Kameraposition hilft manchmal ein Lagewechsel; z. B. läßt sich die große Kurvatur nicht selten in Rechts-Seitenlage gut darstellen. Die Einführung der Instrumentenspitze ins Antrum ist bei der Rückenlage leicht möglich. Dann kann man aber die Pylorus- und Antrumregion oft in Links-Seitenlage gut untersuchen.

Es gibt bei der Untersuchung mit dem Modell GTF-A praktisch keine blinde Zone in der Magenhöhle [5,8]. Magenabschnitte, die bei vorangegangenen Röntgen- oder Gastrokamera-Untersuchungen unklare bzw. verdächtige Befunde zeigen, muß man besonders oft und aus verschiedenen Richtungen und Abständen aufnehmen. Dieses Verfahren wird wesentlich erleichtert durch die Krümmbarkeit des Kamerateils des Instruments [6,8]. Bei der Untersuchung mit diesem Gerät für die gezielte Gastrofotografie sollte man sich jedoch immer bemühen, die gesamte Magenhöhle aufzunehmen, um auch evtl. andere, bei der Voruntersuchung nicht festgestellte, kleine pathologische Veränderungen zu erfassen [7].

Literatur

[1] IKEDA, Y. u. a.: Inversionsmethode als Routineuntersuchung mit GTF-A. Gastroent. Endoscopy (Tokyo) **10,** 171 (1968) (jap.).
[2] OSHIMA, H.: Gastrokamera mit Fibroskop – Eine neue photo-endoskopische Untersuchungsmethode im Magen. Med. Welt **17** (N.F.), 199 (1966).
[3] OSHIMA, H.: Über die Magendiagnostik mit „Gastrokamera mit Fibroskop" – Methodik und klinische Bedeutung. Med. Klinik **62,** 667 (1967).
[4] OSHIMA, H.: Aufbau und Funktion der „Gastrokamera mit Fibroskop" für die Magendiagnostik. Elektromedizin **12,** 114 (1967).
[5] OSHIMA, H.: Verschiedene Modelle der Gastrokamera und ihre Anwendung. Acta medicotechnica **16,** 450 (1968).
[6] OSHIMA, H.: Der diagnostische Wert von Gastrokamera-Bildern. Med. Klinik **64,** 2034 (1969).
[7] OSHIMA, H.: Intragastrale Photographie mit der Gastrokamera – Untersuchungstechnik und Orientierung im Bild. Deutsch. Med. Journal **21,** 585 (1970).
[8] WATABE, M. u. a.: Erfahrungsbericht mit dem Modell GTF-A. Gastroent. Endoscopy (Tokyo) **9,** 61 (1967) (jap.).

Kommentar zum Kapitel II

H. OSHIMA

Es ist sehr empfehlenswert, daß sich der Untersucher im Rahmen der Vorbereitung zur Gastrokamera-Untersuchung zuerst genau mit den Magen-**Röntgenbildern** des Patienten sowie dem schriftlichen Befund dazu befaßt. Damit kann die Durchführung der Gastrokamera-Untersuchung erleichtert werden, und es ist für den Erhalt eines guten Untersuchungsergebnisses von Bedeutung.

Bei röntgenologisch eindeutig nachgewiesenen **Ösophagusvarizen** sollte man auf die Durchführung einer Gastrokamera-Untersuchung verzichten. **Hiatushernie** und kleines **Ösophagusdivertikel** dagegen stellen bei sorgfältiger Untersuchungstechnik keine Kontraindikation dar. Bei Fällen, bei denen Verdacht auf Ösophagus- oder Kardiakarzinom, großes Divertikel sowie Varizen im Ösophagus besteht, sollte eine Fiberösophagoskopie als erste endoskopische Untersuchung in Betracht gezogen werden. Wenn bei einem Fall ein Verdacht auf Ösophagusvarizen nicht ganz auszuschließen ist, aber unter besonderer Fragestellung die Gastrokamera-Untersuchung wünschenswert wird, könnte man sie zuerst mit einem schlanken Gastrokamera-Modell, z. B. GT-P_{II}, GT-PA, versuchen. Selbstverständlich ist außerordentliche Vorsicht dabei geboten.

Für die **Prämedikation** zur Gastrokamera-Untersuchung gibt es verschiedene Möglichkeiten. Eine Gabe von stark sedierenden Medikamenten ist nicht erforderlich. Bei meinen bisherigen Gastrokamera-Untersuchungen ist die Anwendung einer allgemeinen Narkose nie notwendig gewesen. Vielmehr ist eine entsprechende Mitarbeit des Patienten bei diesen Untersuchungen wichtig. Dadurch können auch eventuelle Komplikationen vermieden werden.

Die Anwendung eines **Entschäumers** (Dimethylpolysiloxan oder Methylpolysiloxan) hat sich in großen Untersuchungsserien als sehr wertvoll erwiesen. Etwa 40 mg dieses Medikaments sollen etwa 30 Minuten vor der Untersuchung verabreicht werden. Dadurch wird die Schaumbildung auf der Schleimhaut des Magens weitgehend aufgehoben und die Detailbeurteilung erheblich verbessert.

Eine ausreichende **Rachenanästhesie** ist sehr vorteilhaft, um den Patienten möglichst beschwerdelos untersuchen zu können und damit der Untersucher ruhig arbeiten kann. Dies führt zu guten Aufnahmen und ermöglicht damit eine bessere Diagnosestellung. Jedoch ist immer daran zu denken, daß ein Zwischenfall, bedingt durch eine anaphylaktische Reaktion, auftreten kann. Im Bericht von ARIGA (1966) wird diese Komplikation mit 68 Fällen unter geschätzten 829 700 Untersuchungen angegeben [1]. Diese Zwischenfallquote liegt höher als die durch Einführung der Gastrokamera in den Magen direkt verursachten Komplikationen (50 Fälle) (s. auch S. 20) [1]. Es empfiehlt sich deshalb, in jedem Untersuchungsraum für derartige Vorkommnisse eingerichtet zu sein. Da der Rachen als Hauptbeschwerdepunkt bei der endoskopischen Magenuntersuchung gilt, sollte dennoch nach Möglichkeit eine Rachenanästhesie durchgeführt werden. Bei Massenuntersuchungen mit den sehr dünnen Gastrokamera-Modellen GT-P_I oder GT-P_{II} ist sie oft aus Zeitgründen nicht möglich.

Ein **Absaugen** des Magensuccus vor der Gastrokamera-Untersuchung ist nur sehr selten erforderlich. Bei den Gastrokamera-Untersuchungen mit den einzelnen Modellen soll der Patient eine liegende und möglichst entspannte, normale **Körperhaltung** einnehmen. Sie unterscheidet sich infolge der sehr flexiblen und meist an der Spitze abwinkelbaren Intrumente wesentlich von der, welche früher bei den Untersuchung mit starren und semiflexiblen Endoskopen notwendig war. Ein Überstrecken des Halses nach dorsal ist heute nicht erforderlich, ebensowenig das Festschnallen des Patienten am Untersuchungstisch.

In verschiedenen Beiträgen wurden entsprechende **Untersuchungsschemata** für die jeweiligen Gastrokamera-Modelle vorgestellt. Dazu soll bemerkt werden, daß die Aufnahmefrequenz nicht für alle Positionen gleich ist, vielmehr wird die kleine Kurvaturseite wesentlich häufiger als die gegenüberliegende große Kurvatur aufgenommen. Man muß immer berücksichtigen, daß die Linsenrichtung meistens in den Schemata auf die Vertikalebene projiziert ist. Bei der blinden Gastrokamera kann es passieren, daß der Kamerateil in den sog. Schleimsee eintaucht. Dies kann durch Einstellung der Linsenrichtung vermieden werden. Bei dem Schema für das Modell GT-Va z. B. ist es ratsam, die Linse bei der Position I, 5 vorwiegend auf 3 Uhr zu richten [3].

Für den **Anfänger** ist es besonders bei der blinden Fotografie empfehlenswert, bei den ersten etwa 50 Untersuchungen jeden einzelnen Untersuchungsschritt (Einführungstiefe, Kamerarichtung, Abwinkelung, Ort und Größe des durch die Bauchdecken scheinenden Lichtes, Luftmenge, Patientenruhe u. a.) zu protokollieren, um dies mit den gewonnenen Aufnahmen vergleichen zu können. Für einen nicht erfahrenen Untersucher ist es auch notwendig, die Untersuchung langsam und exakt vorzunehmen. Die sonst übliche Untersuchungsgeschwindigkeit wird sich bei ausreichender Erfahrung und Sicherheit in der Methodik später allein einstellen. Bei genügender Untersuchungsfrequenz wird nach etwa 100–150 Untersuchungen das Ergebnis gewöhnlich gleichbleibend gut sein. Erst nach größerer eigener Erfahrung von z. B. 500 bis 1000 Filmen wird man bei Bedarf ein individuelles Untersuchungsschema aufstellen können.

Die Gastrokamera-Untersuchung läßt sich auch unter **Röntgen-Durchleuchtung** üben. Dabei wird der Gastrokamera-Film kaum nennenswert geschädigt. Jedoch ist dieses Verfahren für Routineuntersuchungen gewöhnlich zu aufwendig und nicht erforderlich.

Bei der blinden Gastrokamera-Untersuchung insuffliert man normalerweise etwas mehr Luft als bei der Gastrokamera-Untersuchung mit Sichtkontrolle bzw. bei der Gastroskopie. Dadurch läßt sich die Darstellung des Mageninneren bei ersterem Vorgehen erleichtern. Über die gesamte **Luftmenge** ist häufig diskutiert worden. Mehr als etwa 1 Liter insufflierte Luft sollte im allgemeinen nicht verwandt werden. Eine genauere Angabe der benötigten Luftmenge ist jedoch schwierig. Gibt der Patient ein deutliches Druckgefühl durch die eingeblasene Luft an, wurde im allgemeinen schon zu viel eingegeben. Auch die Vorwölbung des Bauches sollte fortlaufend beobachtet werden. Man muß bestrebt sein, eine stärkere Belästigung des Untersuchten durch die eingefüllte Luft und durch plötzliches Aufstoßen derselben zu vermeiden. Deshalb sollte die dosierte Lufteingabe durch den Untersucher selbst erfolgen. Gelegentlich wird davor gewarnt, daß zu starke Luftinsufflation eine Gefahr bei Ulzerationen des Magens oder Duodenums darstellen können. Bei den eigenen Gastrokamera-Untersuchungen und denen unserer Arbeitsgruppe ist eine derartige Komplikation nie beobachtet worden. OGURO hat auch unter 15 000 untersuchten Fällen einen solchen Zwischenfall nicht erlebt [2]. Diese Gefahr ist wahrscheinlich größer bei unvorsichtigem Manipulieren mit einem Endoskop (s. auch S. 20).

Das **Modell GT-Vb** mit der Möglichkeit der starken einseitigen Abwinkelung seines Kamerateils wird heute klinisch nicht routinemäßig verwendet. Der Vorläufer dieses Instrumentes, das Modell GT-II_N, das 1957 durch NAKAYAMA entwickelt wurde, hat aber zur Idee der Inversion geführt. Die historische Bedeutung derartiger Entwicklungen sollte deshalb nicht unterschätzt werden.

Ebenso ist das **Modell GT-V** durch die Weiterentwicklung in Form der Modelle GT-Va und GT-PA überholt. Die Untersuchungstechnik mit Modell GT-PA ist mit der mit Modell GT-Va weitgehend identisch.

Das **Modell GT-P_{II}**, das keine Gelenkvorrichtung besitzt und z. Zt. des 1. Gastrokamera-Seminars noch nicht in Europa existierte, zeichnet sich durch seine besonders einfache Handhabung, seinen sehr dünnen und flexiblen Aufbau und die niedrigen Anschaffungskosten aus. Für dieses Modell ist ein vereinfachtes spezielles Untersuchungsvorgehen erforderlich [3].
Bei der **Rachenanästhesie** verwendet man in der letzten Zeit gerne ein Oberflächenanästhetikum in der viskösen Form (z. B. Xylocain-Viscös), da die Methode noch weniger aufwendig ist als die Spraymethode (s. S. 23). Etwa 5 bis 8 ml dieses Medikamentes wird kurz vor der Untersuchung in den Rachen tief eingenommen. Der Patient soll es 2 bis 3 Min. im Rachen einwirken lassen. Dann schluckt er es langsam hinunter. Dies erleichtert gleichzeitig bei der Einführung ein

Rutschen des Instrumentes. Die Linsenoberfläche wird normalerweise durch das Anästhetikum nicht beschmutzt. Diese Methode kann auch bei Reihenuntersuchungen mit der Gastrokamera angewandt werden.

Literatur

[1] ARIGA, K.: Gegenwärtiger Stand der endoskopischen Untersuchungsmethoden in Japan. Gastroenterol. Endoscopy (Tokyo) **8**, 7 (1966) (jap.).
[2] OGURO, Y.: In: „Gastrokamera-Diagnostik", S. 13, Nippon-Igakushashin-Center, Tokyo (1964) (jap.).
[3] OSHIMA, H.: Intragastrale Photographie mit der Gastrokamera – Untersuchungstechnik und Orientierung im Bild. Dtsch. med. Journal **21**, 585 (1970).

III. Beurteilung

Einführende Worte

H. Oshima

Die Bildbeurteilung ist das Fundament der Gastrokamera-Diagnostik. Deshalb ist eine exakte fotografische Darstellung der gesamten Magenhöhle einschließlich verdächtiger oder pathologisch veränderter Bezirke die Voraussetzung für diese diagnostische Methode. Bei der Betrachtung der Gastrokamerabilder soll man zunächst die Auswertung beeinträchtigende Faktoren beachten. Diese können durch das optische System der Kamera, den Film oder vom Untersuchten her bedingt oder durch Artefakte verursacht werden. Die Orientierung im Gastrokamerabild ist eine sehr wichtige Grundvoraussetzung für die Stellung der Diagnose. Nach Erlangung dieser Vorkenntnisse ist die Auswertung der Filme nach den Grundregeln der Bildbeurteilung vorzunehmen. Dabei sollte man zuerst das nicht pathologisch veränderte Schleimhautbild mit seinen Varianten erkennen lernen. Es ist selbstverständlich erforderlich, die Charakteristika pathologischer Veränderungen, die differentildiagnostisch bedeutungsvoll sind, genau zu wissen. Die verschiedenen umschriebenen Veränderungen im Magen sollten nach ihrer Erscheinungsform als „erhaben", „flach" oder „vertieft" erkannt und beschrieben werden. Die Grundkriterien zu beherrschen kann z. B. eine Voraussetzung für die Erkennung des Frühkarzinoms bilden, das keine eindeutige Spezialform zeigt und sehr unterschiedliche Erscheinungsformen aufweist.

Zur Morphologie des Magens (aus röntgenologischer Sicht)

E. GERSTENBERG

Für die röntgenologische Magendiagnostik sehe ich eine zweifache Bedeutung der morphologischen Betrachtungsweise:

1. Sie gibt uns die räumliche Orientierung, das räumliche „Koordinatensystem", in das ein pathologischer Detailbefund einzuordnen ist. Über die Festlegung der rein anatomischen Lokalisation hinaus ermöglicht die morphologische Betrachtung in diesem Zusammenhang noch zusätzliche Aussagen, nämlich einerseits hinsichtlich der Differentialdiagnose eines pathologischen Befundes, andererseits für die Beurteilung der klinisch bedeutsamen Funktionsbeeinträchtigung.

a) Ein pathologischer Detailbefund hat je nach seiner Lokalisation eine unterschiedliche Wertigkeit. Ein Ulkus an der kleinen Kurvatur hat eine andere differentialdiagnostische Wertigkeit als ein Ulkus an der Magenvorderwand oder großen Kurvatur.

b) Auch für die praktische Beurteilung der Krankheitssituation bzw. evtl. therapeutischer Konsequenzen kann die Ortsbestimmung eines pathologischen Befundes von entscheidender Bedeutung sein. Ein gutartiges Ulkus in Pylorusnähe geht häufig mit einer viel stärkeren Behinderung der motorischen Magenfunktion einher als ein gleich großes Ulkus im Korpusbereich, und entsprechende Unterschiede sind analog auch bei Tumoren zu beobachten.

2. Dieses räumliche Koordinatensystem ist aber kein unabhängiges Bezugssystem, sondern es unterliegt seinerseits pathologischen Veränderungen und nimmt an ihnen teil, sobald sie ein gewisses Mindestmaß überschritten haben. Es kann sich dabei um eine primäre Beteiligung handeln, etwa bei der infiltrierenden Form des Magenkarzinoms, oder auch um eine sekundäre Beteiligung, wenn morphologische Veränderungen in der Umgebung des eigentlichen Krankheitsprozesses auftreten, z. B. der sog. Ulkusfinger als indirekter Hinweis auf ein Magengeschwür.

Betrachten wir zunächst die *Magenform* im ganzen, so ist der Einfluß zahlreicher Faktoren festzustellen: Konstitution, psychischer Status, Tonus, Nachbarorgane (Umgebung), Position, Füllung, Stimulation und Pharmaka u. a. Es handelt sich dabei teils um Faktoren, die wir während der Untersuchung verändern können, teils um solche, die wir bei einer relativ kurzzeitigen Untersuchungsdauer als gegeben hinnehmen müssen.

Eine Reihe der angegebenen Faktoren steht in einer gegenseitigen Abhängigkeit, die enge Beziehung zwischen Konstitutionstyp und Magentonus ist dabei am auffälligsten. Die verschiedenen Formen des atonischen, des hypotonen, des normotonen, sowie des hypertonen Magens, fast gesetzmäßig dem jeweiligen Körperbau entsprechend, sind bekannt.

Die Aufgabe einer differenzierten röntgenologischen Magenuntersuchung ist es, die von uns beeinflußbaren Faktoren so anzuwenden, daß eine möglichst übersichtliche situations- bzw. problemgerechte Darstellung der einzelnen Magenanteile resultiert. Unterschiedliche Kontrastmittelmengen, mit anderen Worten, eine verschieden starke Füllung des Magens, bewirken eine unterschiedliche Stimulation der (exponentiellen) Magenentleerung. Den wichtigsten Faktor stellt die Schwerkraft dar, mit anderen Worten die Position des Patienten und der Lagewechsel während der Untersuchung. Wir nutzen sie besonders bei dem Verdacht auf eine Wandstarre oder Wandinfiltration aus und versuchen, das Kontrastmittel an den jeweiligen Bezirk zu bringen, um Veränderlichkeit oder Konstanz der Form im Profilbild nachzuweisen. Bei einem normal geformten Magen ist die räumliche Beziehung der einzelnen Anteile des Organs untereinander auch bei Lage- und Positionswechsel einfach zu übersehen; bei Formvarianten, Lageanomalien oder narbig veränderten Mägen ist es dagegen manchmal erstaunlich, welches Maß an räumlichem Vorstellungsvermögen notwendig ist, um den Einfluß der Schwerkraft für die Untersuchung eines ganz bestimmten Magenanteils möglichst sinnvoll einzusetzen.

Ferner wäre die Pharmako-Radiologie zu erwähnen, die in einzelnen Grenzfällen eine zusätzliche Hilfe geben kann. Die motorische Funktion des Magens wird dabei unter medikamentösen Einflüssen beobachtet. Das Paspertin hat sich an die Spitze der dabei verwandten Präparate gesetzt. Der Einfluß der Nachbarorgane auf den Magen stellt einen Faktor dar, der die Untersuchungsbedingungen kompliziert oder zu Fehldeutungen führen kann. Bei linksseitigen Zwerchfellparesen, gleich welcher Ursache, entwickelt sich nicht selten ein mesentero-axialer Volvulus des Magens, der die gewohnte Beziehung der beiden Kurvaturen zueinander fast ins Gegenteil verkehrt. Die Impression der großen Kurvatur durch eine geblähte linke Kolonflexur ist nicht immer auf den ersten Blick als Ursache einer Magenwand-Konkavität zu erkennen und kann einen flachbogigen intragastralen Füllungsdefekt durch einen Magentumor vortäuschen. Eine international einheitliche *Nomenklatur* hat sich bisher bei der Bezeichnung der einzelnen Magenanteile noch nicht durchsetzen können. Die Ursache dafür liegt in den verschiedenen Aspekten, unter denen das Organ betrachtet wird. Anatomische, chirurgische, histologische, physiologische, endoskopische und röntgenologische Gesichtspunkte überschneiden sich dabei. Der Struktur der Magenmuskulatur wird keine der vorgeschlagenen Terminologien gerecht. Der an sich logische Vorschlag, sich je nach der Sekretion auf die Unterteilung in lediglich zwei Magenanteile zu beschränken (gastric gland area, pyloric gland area) berücksichtigt nur die sekretorische Funktion des Magens und ist darüber hinaus auch nicht praktisch verwendbar, weil weder bei der Röntgenuntersuchung noch der direkten Inspektion der Magenschleimhaut die verschiedenen Drüsentypen zu erkennen sind. Ich glaube, für klinische Zwecke ist die bisher übliche pauschale Einteilung – Fornix, Korpus, Antrum – ein brauchbarer gemeinsamer Nenner zur Verständigung; man muß sich natürlich darüber im klaren sein, daß diese Begriffe nur formalbeschreibenden Charakter haben und sozusagen geometrische Anteile des Magens kennzeichnen, dagegen weder die komplizierte Motilität der muskulären Schichten noch die Sekretionsunterschiede berücksichtigen. Wichtig erscheint mir allerdings der Vorschlag von TORGERSEN, der eine begriffliche Trennung des proximalen und des distalen Abschnitts des sog. Antrums empfiehlt. Dieser Vorschlag ist vor allem für Radiologen von Interesse, weil man während der Röntgenuntersuchung tatsächlich einen verschiedenartigen Kontraktionstyp beider Antrum-Anteile unterscheiden kann.

Zusammengefaßt gestattet also die röntgenologische Untersuchung des Magens die Beurteilung der Form und ihrer passiven Veränderlichkeit sowie der inneren Oberfläche des Magens. Wir erhalten einerseits einen inkonstanten Innenausguß bei der Kontrastmittel-Prallfüllung, andererseits ein instabiles momentanes negatives Relief bei der Darstellung der Magenschleimhaut. Zusätzlich sind Aussagen über die motorische Funktion möglich, dieser Anteil des Durchleuchtungsbefundes kann allerdings nur kinematographisch festgehalten werden. Immer haben wir es aber mit einem Duchsichtsbild von außen zu tun, einem Schattenbild, bei dem sich notwendigerweise die beiden Magenwände überlagern. Im Gegensatz dazu steht die unmittelbare Inspektion der Mageninnenwand mit Hilfe der Gastrokamera oder bei der Gastroskopie. Bei diesem Untersuchungsverfahren erhält man ein direktes optisches Bild. Unser Auge ist dabei durch die technischen Geräte, dem Beobachter in einem Planetarium vergleichbar, in das Innere des Organs „versetzt". Im Vergleich mit dem röntgenologischen Durchsichtsbild ergibt sich dabei nicht nur ein neuer Aspekt, sondern eine neue Dimension der Betrachtungsweise.

Allgemeine Beurteilungskriterien von Gastrokamera-Bildern

H. OSHIMA

Für die Gastrokamera-Diagnostik ist es erforderlich, die Untersuchungstechnik ebenso wie die Bildbeurteilung zu beherrschen [1,2]. Die Diagnose mit der Gastrokamera, einschließlich „Gastrokamera mit Fiberskop", wird nach genauer Beurteilung von sämtlichen, intragastral direkt aufgenommenen Farbbildern eines Filmstreifens (bei den meisten Modellen 32) gestellt [1,2,3,4,6]. Deshalb sind exakte Kenntnisse der allgemeinen Beurteilungskriterien von Gastrokamera-Bildern sehr wichtig.

1. Voraussetzungen für die Bild-Beurteilung. Als Grundlage für die korrekte Diagnostik der Magenerkrankungen mit der Gastrokamera benötigt man eine exakte fotografische Darstellung des gesamten Mageninneren, nicht nur einer verdächtigen Partie [3,4]. Die Voraussetzungen für optimale Bild-Beurteilung werden in der **Tabelle 1** dargestellt. Die wichtigste Voraussetzung hierfür ist die Qualität der einzelnen Gastrokamera-Bilder. Die **Tabelle 2** zeigt die fotografischen Kriterien für ein gutes Gastrokamera-Bild.

Tabelle 1. Voraussetzungen für optimale Beurteilung von Gastrokamera-Bildern

1. Gute Bilder
2. Übersichtsaufnahme der verdächtigen Partie oder Veränderung
3. Darstellung aus verschiedenen Richtungen
4. Darstellung aus verschiedenen Entfernungen
5. Kein Verdecken der verdächtigen Partie durch Magensaft, Speisereste o. ä.

Tabelle 2. Voraussetzungen für ein gutes Gastrokamera-Bild

1. einwandfreie Bildschärfe
2. genügende Kontraste
3. möglichst naturgetreuer Farbton
4. kein Beschlag der Objektivoberfläche
5. keine Fremdkörper im fotografischen System

2. Zu berücksichtigende Faktoren bei der Bild-Beurteilung. Schlechte Bilder, die sich durch Geschicklichkeit und Erfahrung in der Untersuchungstechnik weitgehend vermeiden lassen, müssen von der Diagnosestellung ausgeschlossen werden [1,4]. Schlechte Bilder können auf verschiedene Weise entstehen [1,4]. Ein gleichmäßig rotes Bild kann seine Ursache darin haben, daß der Farbfilm bei zu kurzem Optik-Schleimhaut-Abstand belichtet wurde. Wenn Schleim aus zu nahem

Abstand fotografiert wird oder die Linsendecke belegt, ist das Gastrokamera-Bild unscharf und oft weißlich. Ebenso, wenn die Kamera bei der Aufnahme in den weißlichen Mageninhalt, z. B. den sogenannten Schleimsee, eintaucht. Wird der Film im galligen Succus belichtet, so zeigt das Bild verschiedene Farben, z. B. gelb, grün, braun u. a.

Auf dem Gastrokamera-Bild sieht man manchmal kreisrunde oder rundliche Gebilde. Diese sind jedoch keine Krankheitserscheinungen, etwa Polypen, sondern entstehen meistens dadurch, daß die Optikoberfläche durch Succus, tropfenförmig, beschmutzt ist. Kennzeichnend für diese Kunstprodukte ist, daß sie fast immer auf derselben Stelle der nebeneinander aufgenommenen Bilder sichtbar sind, unabhängig von den fotografierten Magenabschnitten. Gelegentlich zeigen die Aufnahmen eine sehr unterschiedlich verlaufende Linie, die ebenfalls an derselben Stelle der nebeneinander dargestellten Bilder bleibt, sich jedoch wesentlich schärfer als die oben erwähnten Kunstprodukte abhebt. Eine solche Linie entsteht durch einen Fremdkörper im fotografischen System, z. B. ein zwischen Objektiv und Film liegender Filmpartikel oder Dichtungsanteil des Patroneneinganges. Auch wenn die Linsendecke einen Riß bekommt, sieht man eine ähnliche Erscheinung auf dem Gastrokamera-Bild.

Die Aufnahmen mit solchen artifiziellen Produkten müssen als nicht optimal beurteilbar eingestuft werden, da die Gastrokamera-Diagnose, wie schon oben erwähnt, nur nach guten Bildern, die aus verschiedenen Richtungen und bestgeeigneten Entfernungen aufgenommen worden sind, gestellt werden soll.

3. Grundregeln für die Beurteilung von Gastrokamera-Bildern. Bei der Beurteilung der nach den oben genannten Kriterien geeigneten Bilder müssen folgende Punkte beachtet werden: Aus einem einigen verdächtigen Gastrokamera-Bild allein läßt sich auf keine Krankheit schließen [1]. Man muß stets versuchen, die Magenhöhle und besonders die fragliche Partie aus mehreren Gastrokamera-Bildern sozusagen dreidimensional zu verstehen [1]. Die Gastrokamera-Bilder sind natürlich unbeweglich. Jedoch läßt sich die Bewegung des Magens durch den Vergleich mehrerer Bilder erkennen; z. B. der Ablauf der Peristaltik im Antrum auf einigen in regelmäßigen Zeitabständen nacheinander aufgenommenen Bildern [1,6].

Bei der Beurteilung der Größe einer im Gastrokamera-Bild dargestellten umschriebenen Partie ist etwas Vorsicht geboten, da die Größe einer solchen Partie durch den Wechsel der Objekt-Objektiv-Abstände deutlich verändert erscheinen kann. Die Eigenschaft des Objektivs, das Bild bei sehr kleinem Abstand bedeutend zu vergrößern und bei größerer Entfernung auffallend zu verkleinern, muß immer im Auge behalten werden [1]. Als Maßstab im Magen läßt sich z. B. die Breite einer nicht pathologisch veränderten Schleimhautfalte in der Nähe der zu schätzenden Partie benutzen, bei den Inversionsbildern auch der Durchmesser des Verbindungsschlauches der Gastrokamera. Die Breite der normalen Schleimhautfalten beträgt je nach den Magenanteilen gewöhnlich etwa 0,4 – 0,7 cm und hängt ab von der Luftmenge, der Spannung des Magens u. a. bei der Untersuchung.

4. Orientierung im Gastrokamera-Bild und Projektionsrichtung des Filmstreifens. Bei der Beurteilung der Gastrokamera-Bilder werden die einzelnen Magenabschnitte üblicherweise wie folgt angegeben: Fornix, Kardiaregion, Korpus (oberes, mittleres und unteres Korpusdrittel), Angulusregion, Antrum und Pylorusregion.

Eine außerordentlich wichtige Voraussetzung für die Gastrokamera-Diagnostik ist die Orientierung im Bild (vgl. S. 58) [1,6,7]. Die **Abbildungen 1** und **2** zeigen im Schema die Beziehung zwischen der Kameraposition, oben, und den dabei aufgenommenen Gastrokamera-Bildern, unten [7]. Man sollte soviel Routine in der Beurteilung von Gastrokamera-Bildern haben, daß man aus den vorliegenden Bildern sofort auf die jeweilige Kameraposition und -richtung schließen kann. Dies ist nach einiger Übung sicherlich für jeden erreichbar.

Bei der Inversion kann die Kamera in verschiedenen Magenhöhen liegen. Wenn die Kamera oberhalb der Kardia liegt, spricht man normalerweise von „hoher Inversion“. Bei Kameralage in der Höhe zwischen der Kardia und dem Angulus von „mittlerer Inversion“ und bei Kameralage unter dem Angulus von „tiefer Inversion“ **(Abb. 2)** [7].

Die Gastrokamera-Bilder werden in der Regel in der gleichen Richtung wie ein an der großen Kurvatur aufgeschnittene Resektionspräparat des Magens projiziert, dessen Vorderwand oben liegt **(Abb. 3)** [7]. Bei der Beurteilung der Inversionsbilder muß man den Filmstreifen umkehren, d. h. um 180° gedreht betrachten, weil das Mageninnere hierbei mit der um 180° gedrehten Kamera aufgenommen wurde (vgl. **Abb. 1–2**) [7,8]. Praktisch heißt das: bei der Beurteilung mit dem Projektionsgerät wird der Anfang des Filmstreifens (mit der Öse) im allgemeinen auf die rechte Seite gelegt, dagegen für die Beurteilung von Inversionsbildern wird er auf die linke Seite gelegt; bei der Filmbetrachtung durch die Speziallupe verhält es sich genau umgekehrt. In jedem Fall muß die Rückseite des Films (nicht die Emulsionsfläche) dem Betrachter zugewandt sein [7] (s. S. 76).

5. Allgemeine Beurteilung von Gastrokamera-Bildern. Die Beurteilung von Gastrokamera-Bildern sollte sich besonders auf die in der **Tabelle 3** genannten fünf allgemeinen Gegenstände richten.

Tabelle 3. Allgemeine Beurteilungsgegenstände in Gastrokamera-Bildern

1. Auflagerung bzw. Beläge auf der Innenfläche der Magenwandung
2. Durch die Schleimhaut durchscheinende Gefäßnetze
3. Farbveränderungen durch Hyperämie, Blutung, Ikterus, Ödem, Anämie u. a.
4. Schleimhautfalten
5. Mageninhalt: Magensaft, Galle, Blut, Speisereste u. a.

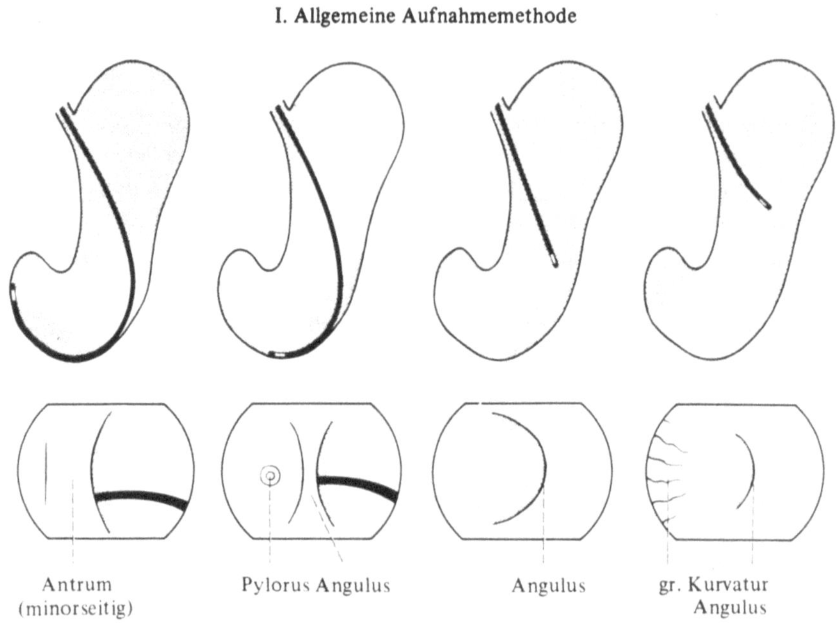

Abb. 1. Vergleichende Darstellung der Kamerapositionen und Gastrokamera-Bilder

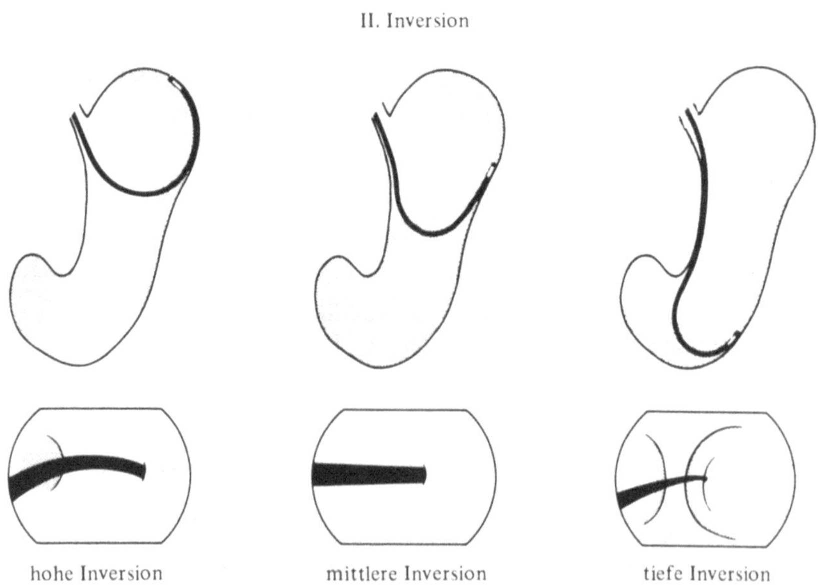

Abb. 2. Vergleichende Darstellung der Kamerapositionen und Gastrokamera-Bilder

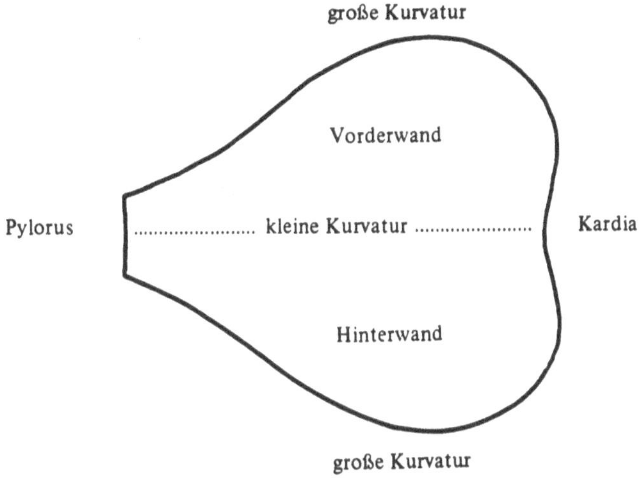

Abb. 3. Zur korrekten Projektion von Gastrokamera-Bildern

Eine exogene, auf der Schleimhaut sitzende Auflagerung, z. B. verschluckter Speichel, oder ein Rückfluß aus dem Duodenum ist im Gegensatz zum festsitzenden Belag, z. B. beim Ulkus, verschieblich und oft schaumhaltig. Man muß bei der Bild-Beurteilung stets mit der Möglichkeit rechnen, daß eine pathologische umschriebene Veränderung unter einer Auflagerung versteckt liegen könnte. Durch die Schleimhaut durchscheinende feine Gefäßnetze, auch eine Verfärbung der Schleimhaut haben Bedeutung für die Diagnosestellung der atrophischen Gastritis [1].

Der Grundfarbton der Magenschleimhaut kann beim zur Zeit üblichen Gastrokamera-Film als glänzendes Orangerot bezeichnet werden [1]. Da die Farbe der Schleimhaut im Gastrokamera-Bild nicht nur von ihrer Beschaffenheit abhängt, sondern von mehreren Faktoren, z. B. von der Art des Films, unterschiedlichen Aufnahmebedingungen, der Entwicklungstechnik usw. beeinflußt werden kann, muß man bei der Beurteilung der Farbe besonders vorsichtig sein [1]. Eine Anämie z. B. läßt sich mit dem gebräuchlichen Gastrokamera-Film erst bei fortgeschrittenem Zustand erkennen [9]. Der aufgenommene Magenabschnitt ist desto dunkler rot, je größer die Entfernung von der Lichtquelle und dem Objektiv ist, bei Annäherung dagegen grauweiß [1]. Deshalb sieht man auf einem Gastrokamera-Bild verschiedene Farbtöne, die nicht auf unterschiedlichen Farben der Magenschleimhaut beruhen, sondern den Abstand der Lichtquelle von den einzelnen Magenabschnitten angeben. Auf diese Weise kann man eine grobe Schätzung von Entfernungen vornehmen. Wird die feuchte Schleimhautoberfläche von einem stärkeren Lichteinfall getroffen, so entstehen Reflexe als weiße Fleckchen auf dem Gastrokamera-Bild, z. B. auf dem Kamm einer peristaltischen Welle oder einer Schleimhautfalte.

Auch die Schleimhautfalten müssen genau beobachtet werden. Wenn man bei der Gastrokamera-Untersuchung die Luft in den Magen insuffliert, verschwinden die Schleimhautfalten an der Vorderwand und kleinen Kurvatur ziemlich schnell. Dagegen bleiben die Schleimhautfalten an der Hinterwand und der großen Kurvaturseite in unterschiedlicher Stärke in fast allen Fällen stehen. Besonders an der Majorseite erscheinen die Schleimhautfalten bei nicht pathologisch verändertem Magen oft stark geschlängelt.

Der Succus läßt sich in den meisten Fällen als sog. Schleimsee an der Hinterwand der Fornixregion bei auf dem Rücken liegenden Patienten erkennen. Seine Menge und Farbe sind sehr unterschiedlich. Blut auf der Magenschleimhaut zeigt verschiedene Farbe im Bild, hellrot bis schwarzbraun. Bei der frischen Blutung ist die Farbe hellrot. Blut soll jedoch von Schatten, z. B. durch eine dicke Schleimhautfalte oder einen Tumor, genau differenziert werden, was nach einiger Übung leicht möglich ist. Für die Karzinom-Diagnostik ist die Unterscheidung der nekrotisierenden Karzinommasse von Speiseresten besonders wichtig, da diese einander täuschend ähnlich sehen können. Zur Feststellung der Beweglichkeit dieser Masse kann die Seitwärtsdrehung des Patienten nicht selten behilflich sein. Bei der Beurteilung diffus verteilter Speisereste ist besondere Vorsicht geboten.

6. Erscheinungsformen umschriebener Veränderungen im Magen. Heute erkennt man mit der Gastrokamera sehr unterschiedliche Formen von Magenerkrankungen. Einige Veränderungen lassen sich durch die konventionelle Einteilung nicht mehr genau erfassen. Es ist manchmal nicht gerechtfertigt, eine kleine Vorwölbung z. B. einfach als sog. Polyp zu bezeichnen. Deshalb sollten verschiedene benigne oder maligne umschriebene Veränderungen im Magen nach ihrer Erscheinungsform heute als erhaben, vertieft oder flach erkannt und zugeordnet werden **(Tab. 4)**. Nach diesen Kriterien können auch verschiedene Formen des Frühkarzinoms unterschieden werden. Hierdurch wird die Differentialdiagnose übersichtlicher gemacht.

7. Beurteilung der erhabenen Veränderungen. Die Größe, die Gesamtform, die Kontur, die Höhe und die Oberfläche einer erhabenen, umschriebenen Veränderung müssen in Gastrokamera-Bildern genau beurteilt werden **(Tab. 5)**. Über die Größe der so veränderten Partie s. S. 70 [5,10]. Bei der Beurteilung der erhabenen Veränderungen gibt die Gesamtform der veränderten Partie auch einen wichtigeren Anhaltspunkt als man bisher dachte, obwohl eine solche Beurteilungsweise ziemlich mechanisch wirken könnte [5]. YAMADA und FUKUTOMI haben auf Grund operativ und histologisch gesicherter Fälle berichtet, daß bei ganz flach und breitbasig vorgewölbten Partien eine maligne Veränderung nicht vorliegt und bei langstieligen polypösen Partien nur in seltenen Fällen **(Tab. 6)**

Tabelle 4. Erscheinungsformen umschriebener Veränderungen im Magen

I. *Erhabene*
Erosion (erhabene Form)
Ulkusnarbe (erhabene Form)
Polyp vorgewölbte Veränderung mit atypischem Epithel
intramular wachsender gutartiger Tumor
Frühkarzinom (Form I, IIa)
fortgeschr. Karzinom (BORRMANN I, II)

II. *Vertiefte*
Erosion
Ulkusnarbe
Ulkus
Frühkarzinom (Form IIc, III)
fortgeschr. Karzinom (BORRMANN II, III, IV)

III. *Flache*
Frühkarzinom (Form IIb)

Tabelle 5. Gesichtspunkte zur Beurteilung erhabener Veränderungen im Gastrokamera-Bild

1. Größe
2. Gesamtform
   a) Oberfläche
      kugelig, halbkugelig, polypös,
      säulen-, kegel-, beetförmig,
      blumenkohlartig, unregelmäßig
   b) Basis
      gestielt, eingekerbt, kuppelförmig, breitbasig
3. Kontur
      scharf, unscharf, regelmäßig, unregelmäßig
4. Höhe
5. Oberfläche
   a) Beschaffenheit
      glatt, uneben, zentrale Eindellung, Ulzeration
   b) Farbe
      wie in der Umgebung, rötlich, weißlich, gelblich, blutig verfärbt, ungleichmäßig

Tabelle 6. Beziehung zwischen Gesamtform und Malignität bei erhabenen Veränderungen des Magens

		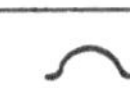	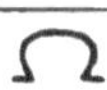		Total
benigne	13	23	32	48	116
Frühkarzinom	0	9	13	3	25
fortgeschr. Karzinom (BORRMANN I)	0	1	10	0	11
Total	13	33	55	51	152

nach YAMADA u. FUKUTOMI

[5,10]. Dagegen sind polypöse Veränderungen, die an der Basis eine Einkerbung zeigen, oft maligne [5,10]. Bei kuppelförmigen Vorwölbungen, die eine scharfe Begrenzung besitzen, jedoch keine deutliche Einkerbung an der Basis haben, läßt sich auch nicht selten eine maligne Veränderung, besonders ein Frühkarzinom feststellen [10]. (Über die flache Veränderung s. S. 71).

8. Beurteilung der vertieften Veränderungen. Bei der Beurteilung einer vertieften Veränderung müssen die Größe, die Gesamtform, die Kontur, die Tiefe, der Boden, der Randwall und die Schleimhautfalten in der Umgebung genau betrachtet werden **(Tab. 7)**. Die differentialdiagnostischen Kenntnisse der Charakteristika der benignen und malignen Ulzeration sind bei der Beurteilung der Gastrokamera-Bilder sehr wichtig. Die **Tabelle 8** enthält die Hauptanhaltspunkte für die Differentialdiagnose [1,2].

Tabelle 7. Gesichtspunkte zur Beurteilung vertiefter Veränderungen im Gastrokamera-Bild

1. Größe
2. Gesamtform
   a) rund, rundlich, oval, spindelförmig, hantelförmig, linienförmig, unregelmäßig u. a.
   b) kraterförmig, schüsselförmig
3. Kontur
   scharf, unscharf, ungleichmäßig
4. Tiefe
5. Boden
   a) Beschaffenheit
      glatt, uneben, höckerig, inselartig
   b) Farbe
      rötlich, weißlich, grau-weißlich, gelblich, schmutzig-bunt, braun-schwarz, frisch blutig
6. Randwall
   a) hoch, flach, dick, dünn
   b) starr, unregelmäßig, höckerig, knorrig
   c) gerötet, blutig
7. Schleimhautfalten in der Umgebung der Veränderung
   konvergierend, abbrechend, sich verjüngend deformiert, knotig, starr, blutig u. a.

Zusammenfassung. Nach der Beschreibung der zur Diagnosestellung erforderlichen Qualität von Gastrokamera-Bildern und der Aufstellung von Grundregeln für die Bildbeurteilung, die Orientierung im Gastrokamera-Bild und die Film-Projektion wurden die Hauptpunkte für die allgemeine Beurteilung von Gastrokamera-Bildern angegeben. Umschriebene Veränderungen wurden nach ihren Erscheinungsformen in drei Gruppen als erhabene, vertiefte und flache Form eingeteilt. Bei den erhabenen Veränderungen wurde hervorgehoben, welche Bedeutung die Gesamtform der Partie für die Beurteilung ihrer Benignität oder Malignität hat. Bei den vertieften Veränderungen wurden differentialdiagnostisch wichtige Anhaltspunkte für eine benigne oder maligne Ulzeration angegeben.

Tabelle 8. Grundzüge der Differentialdiagnose zwischen Ulcus ventriculi und ulzeröser Form des Carcinoma ventriculi bei der Beurteilung der Gastrokamera-Bilder

	Ulcus ventriculi	ulzeröse Form des Carcinoma ventriculi
Boden	bedeckt mit einem gleichmäßig weißen, grauweißen oder weißlichgelben Belag	schmutzig-bunt und Unebenheiten verschiedenen Ausmaßes
Kontur	scharf, wie mit dem Locheisen ausgestanzt	teilweise unscharf wegen des Gewebszerfalls
Rand	sanfte Anhebung aus der umgebenden Schleimhaut	steiler und wallartiger Anstieg aus der umgebenden Schleimhautebene
	kaum Blutung, Erosion	gelegentlich Blutung, Erosion
	kein deutlicher Höcker	Höckerbildung in verschiedener Größe
	hellrot, wenn Hyperämie auftritt	dunkle Rötung des Randes
Faltenraffung der Schleimhaut	allmähliches Einstrahlen in den Ulkusrand	Unterbrechung der konvergenten Falten, oder manchmal bis zum Boden verfolgbare, starre Falten
umgebende Schleimhaut	mittelmäßige bzw. leichte atrophische Gastritis	hochgradige atrophische Gastritis

Literatur

[1] OSHIMA, H.: Die Magendiagnostik mit der Gastrokamera – Beurteilung von Gastrokamera-Bildern. Münch. med. Wschr. **108,** 1983 (1966).

[2] OSHIMA, H.: „Gastrocamera" in der Diagnostik von Magenerkrankungen. In: F. HOLLE (Hrsg.): Spezielle Magenchirurgie, S. 129, Springer-Verlag, Berlin-Heidelberg-New York (1968).

[3] OSHIMA, H.: Routinemäßige Gastrokamera-Untersuchungen und ihre technischen Fortschritte. Dtsch. med. Journal **20,** 254 (1969).

[4] OSHIMA, H.: Der diagnostische Wert von Gastrokamera-Bildern. Med. Klinik. **64,** 2034 (1969).

[5] OSHIMA, H.: Allgemeine Grundlagen der Diagnostik von Magen-Frühkarzinomen mit der Gastrokamera. Dtsch. med. Wschr. **94,** 2440 (1969).

[6] OSHIMA, H.: Vergleich der Gastrokamera-Untersuchung mit der Gastroskopie. Dtsch. med. Wschr. **95,** 346 (1970).

[7] OSHIMA, H.: Intragastrale Photographie mit der Gastrokamera – Untersuchungstechnik und Orientierung im Bild. Dtsch. med. Journal **21, 585** (1970).

[8] OSHIMA, H.: Diskussionsbeitrag. In: „Grundlagen der gastroenterologischen Endoskopie", Verhandlungsband Nr. 1 der Zschr. f. Gastroent., S. 87, Karl Demeter-Verlag, Gräfelfing (1970).

[9] TASAKA, S. u. 7 Mitarb.: Die Gastrokamera und ihre klinische Anwendung, Bunkodo-Verlag, Tokyo (1966) (jap.).

[10] YAMADA, T. u. H. FUKUTOMI: Erhabene Veränderungen des Magens. Stomach and Intestine (Tokyo) **1,** 145 (1966) (jap.).

Die Orientierung im Gastrokamera-Bild

W. BERGEMANN

Die Einordnung von bei der direkten, intragastralen Farbfotografie „blind" oder „unter Sichtkontrolle" gewonnener Gastrokamera-Bilder in die Topographie der Innenfläche des Magens stellt eine Grundvoraussetzung der Gastrokamera-Diagnostik dar [1,4] (s. S. 51).

Rudolf SCHINDLER schrieb dazu: „Die Schwierigkeit der Orientierung im Magen ist sehr viel größer, als bei allen anderen endoskopischen Untersuchungen. Sie muß methodisch und gewissenhaft erlernt werden" [5]. Obwohl Gastrokamera-Untersuchung und Gastroskopie sich prinzipiell und auch methodisch unterscheiden [3], ist die genaue Orientierung auch im Gastrokamera-Bild ein wichtiger Schritt beim Erlernen der makroskopisch-endoskopischen Magendiagnostik. Gering abgewandelt trifft SCHINDLERS Forderung auch heute noch zu, daß die Voraussetzung für die Orientierung die Kenntnis der Anatomie des Magens und ein gutes Verständis der optischen und technischen Eigenschaften des Untersuchungsgerätes sowie des Untersuchungsvorgehens sei [5]. Zur Erleichterung der Orientierung empfiehlt es sich deshalb, besonders für den wenig Erfahrenen, ein bestimmtes Untersuchungsschema einzuhalten [4].

Die im folgenden angegebenen Kamerapositionen entsprechen dem Untersuchungsablauf mit dem Modell GT-Va **(Abb. 1)** [4].

Die Einteilung des Magens im Gastrokamera-Bild erfolgt üblicherweise in Fornix, Korpus, Angulusbereich, Antrum und Pylorusbereich, wobei das Korpus noch weiter unterteilt werden kann. Erleichtert wird die Orientierung im Gastrokamera-Bild gegenüber den derzeit zumeist üblichen Fibergastroskopen durch den weiten Öffnungswinkel der Kameralinse von 80° [1,3,4].

Als die wichtigsten Orientierungspunkte im Magen gelten der Angulus ventriculi, die Pylorus- und die Kardia-Region sowie teilweise der sogenannte Schleimsee [1,4].

Bei tieferer Einführung der Kamera in das Antrum, etwa in Position I,1 läßt sich die Minorseite des Antrums gut übersehen **(Abb. 2)**. Links im Bild befindet sich die Präpylorus-Öffnung, in der Mitte eine Falte, die einer peristaltischen Welle entspricht. Rechts im Bild deutlich bogenförmig erkennbar der Angulus, von distal aus zurückblickend gesehen. Dahinter, auf dem Bild im Dunklen liegend, das Korpus und eben angedeutet der Kameraschlauch. Befindet sich die Kamera

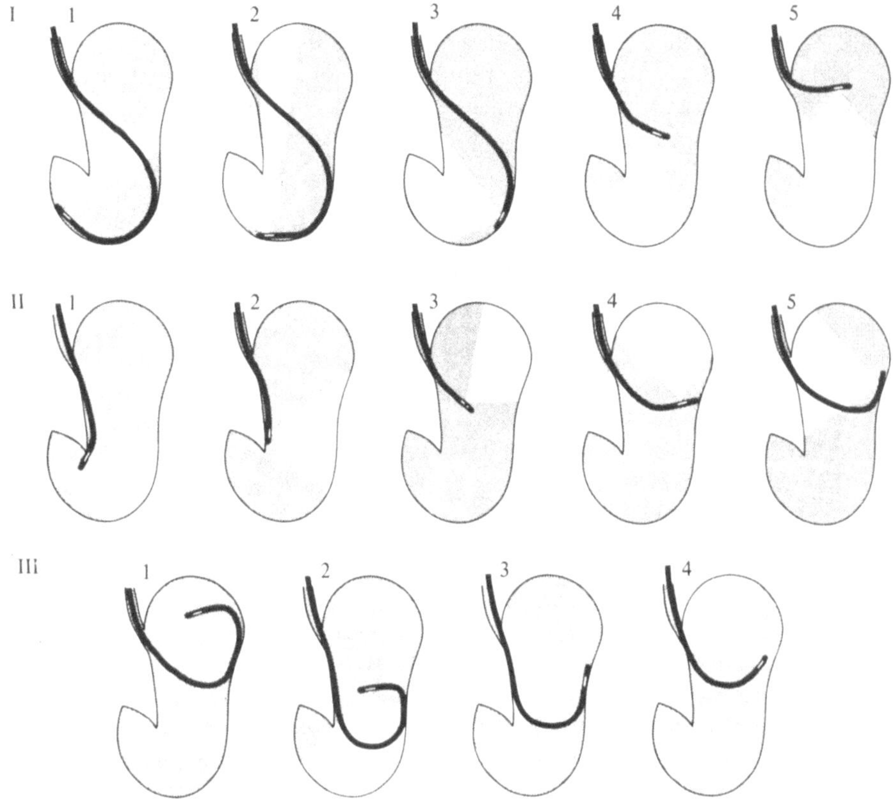

Abb. 1. Untersuchungsschema mit der Gastrokamera Modell GT-Va nach H. OSHIMA

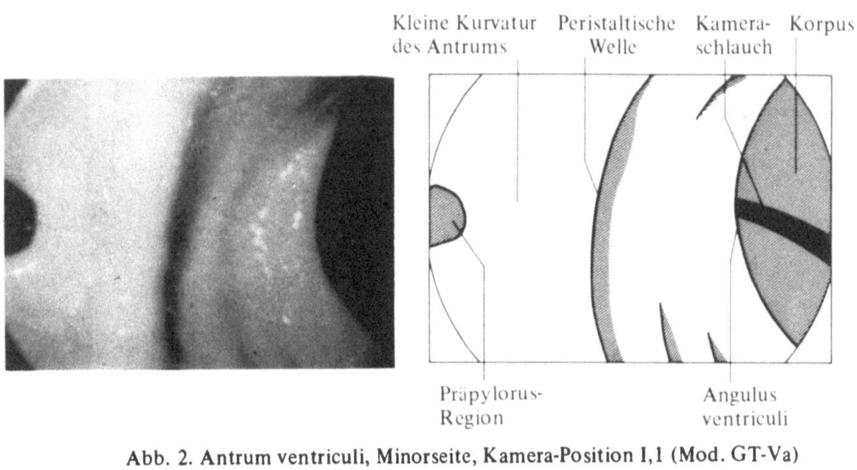

Abb. 2. Antrum ventriculi, Minorseite, Kamera-Position I,1 (Mod. GT-Va)

etwa gegenüber dem Angulus an der großen Kurvatur, wie es auf **Abbildung 3** (I,2–3) dargestellt ist, so springt dieser als eine stabförmige Falte etwa in der Bildmitte ins Auge. Rechts davon sieht man, wieder weniger belichtet, in das Korpus hinein, im Hintergrund erneut der Kameraschlauch vor der großen Kur-

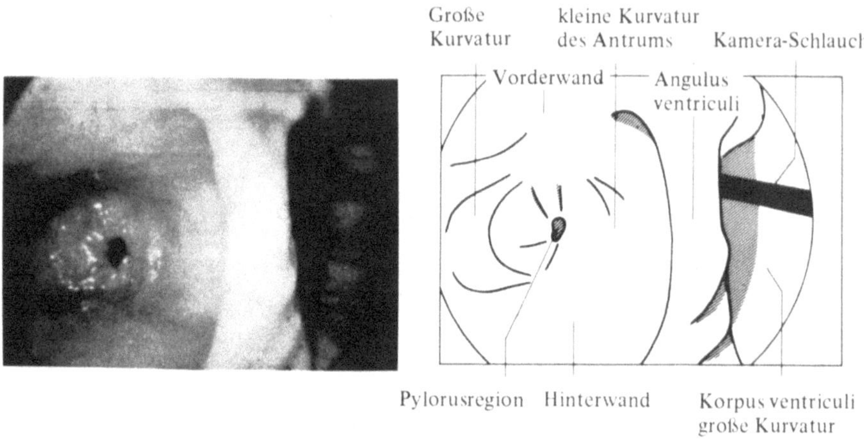

Abb. 3. Antrum ventriculi und Angulus, Kamera-Position I, 2–3 (Mod. GT-Va)

vatur liegend. Links des Angulus tut sich der Blick ins Antrum auf. Im distalen Bereich desselben ist die Pylorusregion sichtbar. Oben im Bild die Vorderwand, unten die Hinterwand. Unter Berücksichtigung der Mitte des Angulus sowie des Pylorus kann man den Verlauf der kleinen Kurvatur des Antrums gut erkennen [2]. Die große Kurvatur verläuft entsprechend gegenüberliegend.

Bei der Kameraposition I,4 sieht man den charakteristischen runden Bogen des Angulus ventriculi abgebildet **(Abb. 4)**. Er stellt den endoskopisch meist gut erkennbaren, aber nicht fixierten Teil des Antrumeinganges dar.

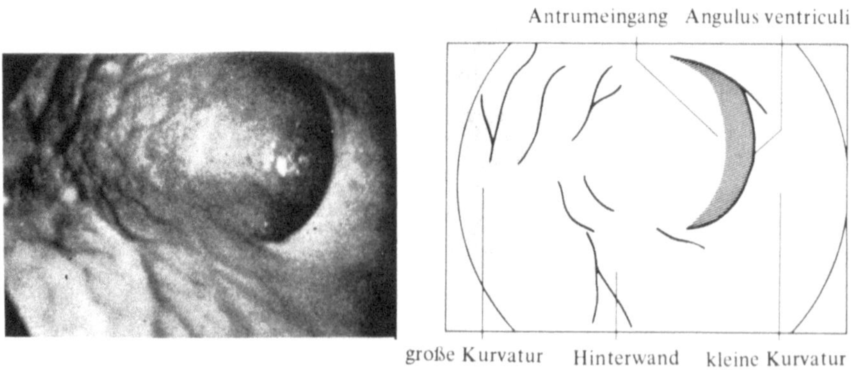

Abb. 4. Unterer Corpus ventriculi, Kamera-Position I,4 (Mod. GT-Va)

Auf **Abbildung 5**, beinahe entsprechend der Kameraposition I,5, kann man sich anhand des in der Ferne als distalen Abschluß der kleinen Kurvatur des Korpus sichtbaren, sichelförmigen Angulus leicht orientieren. Entsprechend befindet

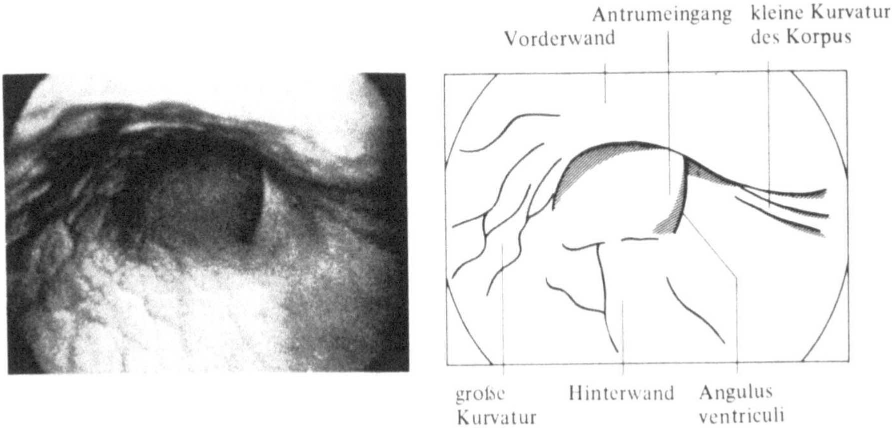

Abb. 5. Corpus ventriculi, Kamera-Position beinahe I,5 (Mod. GT-Va)

sich gegenüber links im Bild die durch gröbere Schleimhautfalten gekennzeichnete, große Kurvatur. Hinter- und Vorderwand sind dann unschwer unten bzw. oben im Bild zu erkennen. Die etwa in Kameraposition III,4 fotografierte **Abbildung 6** zeigt die proximalsten Magenanteile. Sehr deutlich ist dabei der aus der Kardia herausragende und an der kleinen Kurvatur des oberen Korpus

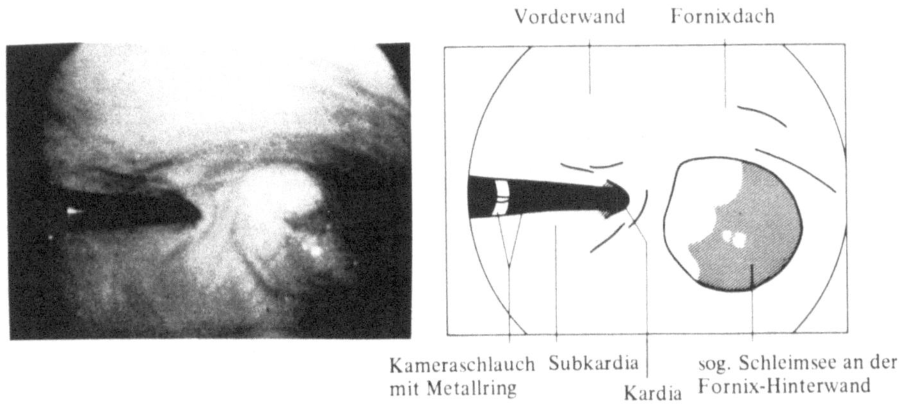

Abb. 6. Subkardia, Kardia und Fornix bei Inversion, Kamera-Position III,4 (Mod. GT-Va)

verlaufende Kameraschlauch erkennbar. Vorder- und Hinterwand sind wieder oben bzw. unten im Bild zu sehen. An der Hinterwand des Fornix ist, bei den im allgemeinen in Rückenlage des Untersuchten fotografierten Bildern, der sogenannte Schleimsee, zum Teil klar, zum Teil mit weißlichen Schleimflocken versehen, erkennbar.

Allein anhand dieser fünf Aufnahmen ist deutlich ersichtlich, daß sich das Mageninnere mit der „blinden“ Magenfotografie mit den über 30 vorhandenen Bildern gut und auch in seinen Einzelheiten darstellen läßt. Die Orientierung auf diesen Übersichtsaufnahmen ist recht einfach möglich. Etwas schwieriger ist es bei Detail- bzw. Nahaufnahmen von kleineren aufgenommenen Bezirken des Mageninneren. Neben den genannten Anhaltspunkten ist für die Orientierung dabei das Untersuchungsvorgehen sowie der Zusammenhang zwischen den unmittelbar vor oder nach dem fraglichen Bild aufgenommenen Bildern wichtig [1,4]. Auch das Vorhandensein und die verschiedene Beschaffenheit von Schleimhautfalten im Vergleich mit anderen Aufnahmen, wie in den **Abbildungen 4** und **5** dargestellt, ist für die Orientierung von Bedeutung [1,4]. Außerdem kann die Beachtung z. B. von kleinen Schleimhautblutungen, lokalisierten Schleimhaut- bzw. Faltenveränderungen und eventuell von Auflagerungen auf die Magenschleimhaut durch Vergleich mehrerer Aufnahmen bei der topographischen Einordnung der Gastrokamera-Bilder und der Lokalisierung von Veränderungen weiterhelfen [2]. Der auf **Abbildung 6** am Gastrokameraschlauch des Modells GT-Va dargestellte Metallring, der etwa 13 cm von der Instrumentenspitze entfernt ist, ermöglicht es gelegentlich, z. B. bei weit in den Magen eingeführter Kamera bei Inversion, sich zu orientieren. Sind Kardia bzw. Angulus nicht abgebildet, fällt bei der Inversion, wenn nur die große Kurvatur dargestellt ist, gelegentlich die Einordnung dieser Bilder schwer (**Abb. 7**, Position III,1).

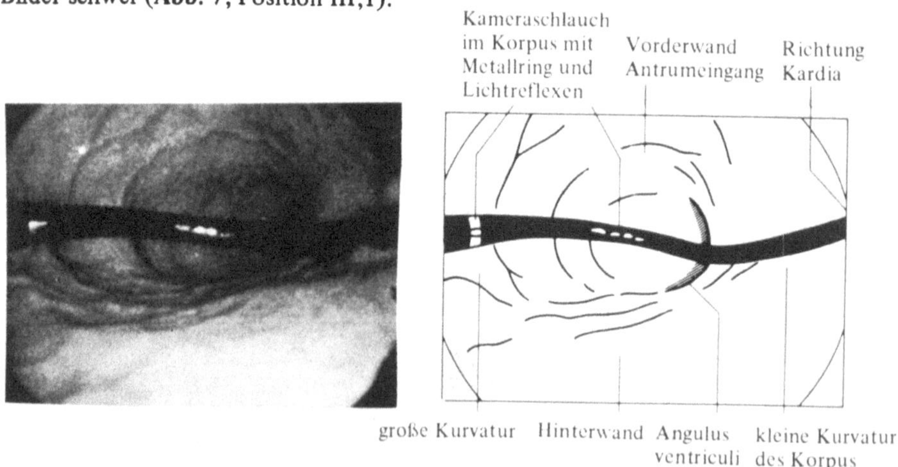

Abb. 7. Korpus-Übersicht bei Inversion, Kamera-Position III,1 (Mod. GT-Va)

Diesen kurzen Ausführungen soll entnommen werden, daß nach einiger Übung beim Betrachten von Gastrokamera-Filmen und entsprechender Erfahrung eine Orientierung im Gastrokamera-Bild leichter möglich ist, als es oft angenommen wird.

Literatur

[1] OSHIMA, H.: Die Magendiagnostik mit der Gastrokamera, Beurteilung von Gastrokamera-Bildern. Münch. med. Wschr. **108**, 1983 (1966).

[2] OSHIMA, H.: Persönliche Mitteilungen (1968).

[3] OSHIMA, H.: Vergleich der Gastrokamera-Untersuchung mit der Gastroskopie. Dtsch. med. Wschr. **95**, 346 (1970).

[4] OSHIMA, H.: Intragastrale Photographie mit der Gastrokamera – Untersuchungstechnik und Orientierung im Bild –. Dtsch. med. J. **21**, 585 (1970).

[5] SCHINDLER, R.: Gastroscopy 2nd ed. P. 127, Haffner Publishing Company, New York (1966).

Grundlagen der Gastrokamera-Diagnostik von Frühkarzinomen des Magens

H. Oshima

Die Leistungsfähigkeit der Gastrokamera hat sich bereits bei der Erkennung des Magen-Frühkarzinoms bewährt [3,4,9,10,13,15,19]. In der letzten Zeit wächst das Interesse an der Diagnostik des Frühkarzinoms rasch. Hier wird daher das Grundlegende der Frühkarzinom-Diagnostik mit der Gastrokamera aus verschiedenen Aspekten dargestellt.

1. Definition des Magen-Frühkarzinoms. In der Vergangenheit wurde das sogenannte frühe Magenkarzinom von verschiedenen Standpunkten aus unterschiedlich benannt und beschrieben. Durch die heutige Diagnostik lassen sich auch sehr kleine Magenkarzinome oder Karzinome, deren Wachstum sich auf die Oberfläche des Mageninneren beschränkt, feststellen. Trotzdem kann man den genauen Zeitpunkt der Entstehung eines Magenkarzinoms gegenwärtig noch nicht erfassen. Man könnte annehmen, daß ein ganz kleines Magenkarzinom der Entstehung nach jünger ist als ein großer Tumor. Jedoch kann ein kleines Karzinom schon mit tiefer Infiltration und gleichzeitig mit einer Lymphknotenmetastasierung einhergehen. Im Gegensatz dazu gibt es weit in das Magenlumen hineinragende Karzinome mit nur oberflächlicher Infiltration und ohne Lymphknotenmetastasierung. Solche Fälle haben eine gute Prognose nach der radikalen Operation. Aus diesem Grunde wurde es notwendig, eine einheitliche Definition für das „Frühkarzinom" auszuarbeiten, die nach Möglichkeit zugleich eine postoperative Prognose für den Patienten enthalten sollte.

Bekanntlich steht die postoperative Prognose des Magenkarzinom-Patienten mit der Infiltrationstiefe in der Magenwand in engerem Zusammenhang als mit der Ausdehnung und Größe des Karzinoms [16]. Deshalb hat die Japanische Gesellschaft für Endoskopie 1962 das Magen-Frühkarzinom durch die histologisch bestätigte Infiltrationstiefe in der Magenwand genau definiert. Als „Magen-Frühkarzinom" ("early gastric cancer") bezeichnet man demnach ein Oberflächenkarzinom, bei dem sich die Infiltration auf die Mukosa oder die Mukosa und Submukosa beschränkt [3,4,7,9–19]. In jedem Falle muß die Muscularis propria der Magenwand von Infiltration frei sein. Diese Feststellungen können nur durch die histologische Untersuchung des Resektionspräparates getroffen werden (s. S. 76). Für die Begriffsbestimmung spielt die Ausdehnung der Karzinompartie kaum eine Rolle [7,12,18]. Diese Definition hat in der letzten Zeit allgemein in der Welt Anerkennung gefunden.

1963 wurde das Magen-Frühkarzinom definitionsgemäß nur auf Fälle ohne Lymphknotenmetastasierung beschränkt [5]. Jedoch ist die genaue Differenzierung zwischen Patienten mit oder ohne Metastasen heute präoperativ sehr schwer durchführbar. Daher wurde 1968 ebenfalls in Japan die Definition dahingehend erweitert, daß bei entsprechendem Magenbefund auch Fälle mit Lymphknotenmetastasen zum Frühkarzinom gerechnet werden [2,14]. Die postoperative Prognose der Frühkarzinom-Patienten mit Metastasen soll allerdings getrennt verfolgt werden.

2. Überlebenschancen der Frühkarzinom-Patienten. Bei so definierten Magen-Frühkarzinomen wurde schon eine fünfjährige Überlebensrate von 80 – 100 % nach der entsprechenden operativen Behandlung erwartet [8,13,19]. Im März 1969 hat die Japanische Gesellschaft für Endoskopie eine genaue Statistik über die Daten von 2364 Magen-Frühkarzinom-Patienten veröffentlicht, die zwischen 1962 und 1968 in 22 japanischen Kliniken operiert worden waren [1]. In diesem Bericht von HAYASHIDA interessieren uns hier die in den Jahren 1962 und 1963 operierten Fälle, da seither über fünf Jahre verstrichen sind. Die Anzahl der in dieser Zeit operierten Magen-Frühkarzinom-Patienten betrug 366, 5 Patienten davon starben innerhalb von 30 Tagen nach der Operation aus verschiedenen Gründen. Bei den 361 Frühkarzinom-Patienten, die die Operation überstanden haben, betrug die Fünfjahres-Überlebensrate 92,5 % [1,12,14]. Vergleicht man dieses sehr gute Ergebnis mit den bisherigen Resultaten, die 15 – 25 % der Radikaloperierten und nicht mehr als 6 – 8 % aller Magenkarzinom-Kranken als Fünfjahresheilung aufwiesen [6], so wird die Wichtigkeit der Diagnostizierung von Frühkarzinomen eindeutig hervorgehoben [12]. Nur die Feststellung des Frühkarzinoms ist heute als die Früherkennung des Magenkarzinoms zu bezeichnen.

Aus der oben angegebenen Sammelstatistik der Frühkarzinom-Patienten ergibt sich, daß die Flächenausdehnung der Frühkarzinompartie für die Fünfjahres-Überlebensrate keine Rolle spielt [1,14]. Gleichzeitig zeigt sie einen etwas mehr als 10 %igen Unterschied in der Fünfjahres-Überlebensrate zwischen Patienten mit oder ohne Lymphknotenmetastasierung [1,14].

Das Wort „Früh“ im oben definierten Begriff „Magen-Frühkarzinom“ (early gastric cancer) sollte nicht als genaue Angabe über den Zeitraum seit der Karzinom-Entstehung, sondern als „heilbares“ Magenkarzinom verstanden werden [14,16]. Die vorliegenden Ergebnisse stützen in der Tat diese Interpretation.

3. Voraussetzungen für die Frühkarzinom-Diagnostik. Da die Gastrokamera-Diagnose anhand von mehreren intragastral aufgenommenen Farbbildern gestellt wird, braucht man als Grundlage der Diagnostik immer gute Bilder (s. S. 49). Bei der Frühkarzinom-Diagnostik mit der Gastrokamera sind gute Bilder besonders unentbehrlich. Die **Tabelle 1** zeigt die wichtigsten Voraussetzungen für die Frühkarzinom-Diagnostik anhand von Gastrokamera-Bildern [12].

Tabelle 1. Voraussetzungen für die Frühkarzinom-Diagnostik anhand von Gastrokamera-Bildern

1. scharfe Bilder
2. optimale Belichtung
3. Aufnahme der verdächtigen Partie aus verschiedenen Richtungen und
4. aus verschiedenen Entfernungen

4. Allgemeine Anhaltspunkte für die Frühkarzinom-Diagnostik. Da die Magen-Frühkarzinome keine eindeutige Spezialform zeigen und sehr verschiedene Erscheinungsformen haben, braucht man für ihre Differenzierung vor allem genaue Kenntnisse der unterschiedlichen Erscheinungen benigner und maligner Magenerkrankungen auf den Gastrokamera-Bildern.

Dazu muß man bei der Beurteilung stets alle feinen Veränderungen im Magen beachten, insbesondere jedes Malignitätszeichen. In der **Tabelle 2** werden einige allgemeine Anhaltspunkte für die Frühkarzinom-Diagnostik dargestellt [12]. Diese Veränderungen lassen sich einzeln oft auch beim Ulkus, Polyp oder fortgeschrittenen Magenkarzinom feststellen.

Tabelle 2. Allgemeine Anhaltspunkte für die Frühkarzinom-Diagnostik im Gastrokamera-Bild

1. Deformierung der Magenhöhlen-Kontur
2. Veränderungen der Schleimhautfalten
3. Verdächtige Partie:
   a) weißlicher Belag
   b) Veränderung der Farbe
   c) Starre
   d) unregelmäßige Form und Oberfläche

a) Die nicht pathologisch veränderte Magenhöhle zeigt eine glatte Rundung. Ist eine Deformierung der Konturen sichtbar, so läßt dies auf die Existenz einer pathologischen Wandveränderung an der deformierten Partie schließen. Man sah früher vor allem in der spitzwinkligen Ausziehung des Magenwinkels ein indirektes endoskopisches Ulkussymptom [7]. Eine ähnliche Erscheinung läßt sich jedoch auch beim Frühkarzinom beobachten. Es tritt außerdem nicht nur im Angulusbereich, sondern in verschiedenen Magenabschnitten auf. Eine Deformierung an der Majorseite ist oft maligne. Die symmetrische Deformierung der Magenhöhlenrundung ist gewöhnlich beim Ulkus oder bei der Ulkusnarbe sowie beim Spasmus zu sehen. Selbstverständlich ist die Erscheinung beim Spasmus vorübergehend und läßt sich oft als eine leicht bogenförmige Linie erkennen. Ist die Deformierung asymmetrisch, so weist sie manchmal auf eine extragastrale Impression hin. Ein solches Symptom kann jedoch gegenüber den direkten Zeichen in der folgenden Darstellung an der veränderten Partie nur grobe Anhaltspunkte für die Existenz einer pathologischen Veränderung geben.

b) Die Feststellung von Veränderungen der Schleimhautfalten ist für die Frühkarzinom-Diagnose sehr wichtig [7,12]. Beim Ulkus und der vertieften Form des Frühkarzinoms läßt sich oft eine Faltenkonvergenz erkennen. Eine Faltenkonvergenz entsteht dadurch, daß die Muscularis mucosae mit dem Bindegewebe verwächst, das in der Submukosa wuchert. Diese Stelle bildet das Zentrum, in das mehrere Schleimhautfalten konvergieren. Bei der Beurteilung der Gastrokamera-Bilder müssen die Charakteristika jeder einstrahlenden Schleimhautfalte genau beobachtet werden.

In der **Abbildung 1** werden verschiedenartig veränderte Schleimhautfalten bei Magen-Frühkarzinomen gezeigt [15]. Wenn man an der Schleimhautfalte z. B.

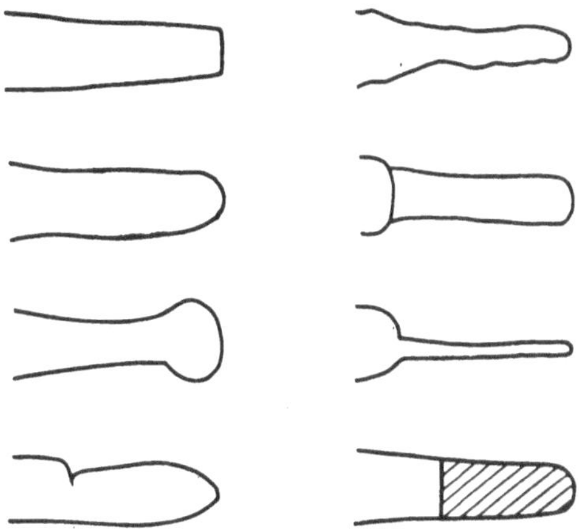

nach SAKITA u. a.

Abb. 1. Verschiedene Veränderungen der Schleimhautfalten bei Magen-Frühkarzinomen

eine Unterbrechung, Verdickung an der unterbrochenen Partie, Verschmälerung. stufenartige Vertiefung oder Verfärbung erkennt, läßt sich annehmen, daß die so veränderte Stelle die Grenze der Karzinominfiltration anzeigt [12]. Durch die Feststellung der Infiltrationsgrenze an mehreren Falten ist die Ausdehnung der frühkarzinomatösen Veränderung zu ermessen. Die Beurteilung der Falten-Beschaffenheit bildet den Hauptpunkt der Diagnostik bei den vertieften Formen des Frühkarzinoms (s. auch S. 71, **Tab. 6**).

c) Ein festsitzender weißlicher Belag, der oft in einer eingesenkten Partie gesehen werden kann, ist ebenfalls ein wichtiger Befund beim Frühkarzinom. Je tiefer ein Defekt ist, desto schärfer ist seine Kontur und desto höher sein Randwall. Auf diese Weise kann man die Tiefe einer Ulzeration schätzen. Dies gilt sowohl für benigne als auch für maligne Ulzerationen. Kontur und Randwall ermöglichen außerdem die Unterscheidung zwischen festsitzenden und locker aufliegenden weißlichen Belägen.

An der Karzinompartie sind oft Veränderungen der Farbe festzustellen [12]. Buntheit ist ein wichtiges Zeichen für Malignität. Eine umschriebene Verfärbung der Schleimhaut kann als Anhaltspunkt für die Feststellung des Magen-Frühkarzinoms in der flachen Form dienen. Eine etwas fahle oder abgeblaßte Farbe der Oberfläche ist oft für die Diagnose der leicht erhabenen Form des Frühkarzinoms gegenüber der geröteten Oberfläche von benignen Polypen von Bedeutung.

Die Starre eines Magenbezirkes, die als flache bis leicht unebene, geschrumpft wirkende Partie, ohne Dehnungsvermögen, ohne Beweglichkeit in Erscheinung tritt, weist im allgemeinen auf die Malignität hin. Erreicht die karzinomatöse Infiltration die Submukosa, so zeigt sich durch die Wucherung des Bindegewebes eine charakteristische Derbheit dieser Partie. Beim Frühkarzinom, dessen Infiltration sich nur auf die Mukosa beschränkt, ist eine Starre des Magenbezirkes schwer feststellbar [8,9].

Unregelmäßige Form und Oberfläche einer erhabenen oder vertieften Veränderung können auch ein wichtiges Zeichen für Malignität sein. Zeigen die Gastrokamera-Bilder dagegen eine glatte, schön geformte Erhebung, z. B. kuppelförmig, halbkugelig, oder aber eine scharf begrenzte, regelmäßige, runde bzw. ovale vertiefte Form, so handelt es sich im allgemeinen nicht um eine maligne Veränderung, sondern um einen benignen sog. Polypen bzw. um ein benignes Ulkus [12].

5. Makroskopische Einteilung der Frühkarzinome. Die Magen-Frühkarzinome werden makroskopisch in drei Grundformen eingeteilt: Form I (vorgewölbte Form), Form II (Oberflächenform), Form III (exkavierte Form). Die Form II wird weiter in drei Formen unterteilt: Form IIa (leicht erhabene Form), Form IIb (flache Form), Form IIc (leicht vertiefte Form) **(Abb. 2)** [2–5,7,9–14, 16–19]. Zu dieser makroskopischen Einteilung der Japanischen Gesellschaft für Endoskopie wurden 1962 genaue Angaben publiziert [18]. Davon werden fünf wichtig erscheinende Punkte in **Tabelle 3** gezeigt. Diese Einteilung gilt so-

Tabelle 3. Angaben zur makroskopischen Einteilung von Magen-Frühkarzinomen

1. Spezielle Einteilung der Magen-Frühkarzinome, für die die BORRMANNsche Einteilung der fortgeschrittenen Magenkarzinome schwer anwendbar ist
2. Makroskopische Einteilung – ohne Berücksichtigung der mikroskopisch zuzuordnenden Abstammung
3. Bei der Form IIc bleibt die vertiefte Partie in der Mukosa, bei der Form III reicht sie (nicht das Karzinomgewebe) tiefer
4. Bestimmung nach Erhebung bzw. Vertiefung, kaum Berücksichtigung der Ausdehnung der karzinomatös veränderten Partie
5. Bei ausgedehnten Karzinomen mit verschiedenen Formen der Oberfläche kann das Frühkarzinom nach dem Hauptbefund bzw. – wo dies nicht möglich ist – nach beiden Befunden bezeichnet werden

(nach: Japanische Gesellschaft für Endoskopie, 1962)

wohl für die makroskopische Beurteilung des Resektionspräparates, wie für die Röntgen- und Gastrokamera-Diagnostik. Bei schwer einzuordnenden Frühkarzinomen entscheidet der Befund des Resektionspräparates.

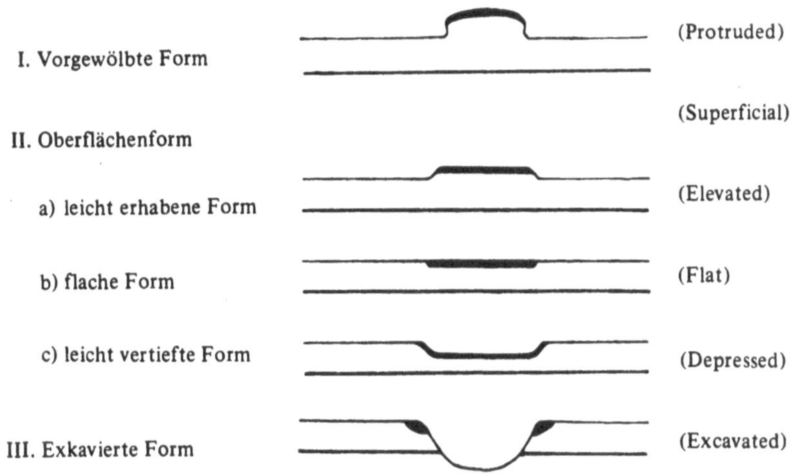

Abb. 2. Schematische Darstellung der makroskopischen Einteilung des Magen-Frühkarzinoms (nach: Japanische Gesellschaft für Endoskopie, 1962)

Tabelle 4. Häufigkeit der verschiedenen Formen des Magen-Frühkarzinoms

Formen	TASAKA 1962	SAKITA u.a. 1965	KIDOKORO u.a. 1967	TAKAGI 1968	HAYASHIDA 1969
I	7,9 %	17,0 %	8,8 %	10,0 %	9,7 %
IIa	0	7,0 %	17,5 %	20,0 %	15,6 %
IIb	0	5,0 %	0	3,7 %	1,6 %
IIc	10,5 %	35,0 %	24,6 %	29,4 %	35,7 %
IIc + III III + IIc	59,5 %	33,0 %	49,1 %	29,7 %	30,8 %
III	17,4 %	3,0 %	0	7,2 %	3,9 %
Sonstige	4,7 %	0	0	0	2,7 %
Patientenzahl	126	100	57	320	2364

Wie aus **Tabelle 4** ersichtlich, treten die Magen-Frühkarzinome oft in der Form IIc und der Form IIc + III oder Form III + IIc auf [1, 10, 18]. Die Häufigkeit der Form IIc, allein oder als Bestandteil einer Mischform, z. B. Form IIc + III bzw. III + IIc, beträgt unter allen Frühkarzinomfällen etwa 60–70% [7,9–14,18]. Als nächst häufige Form folgt Form I oder Form IIa.

6. Charakteristika der einzelnen Frühkarzinom-Formen im Gastrokamera-Bild. Die Gesamtform einer erhabenen Veränderung des Magens kann im Gastrokamera-Bild oft einen wichtigen Anhaltspunkt für die Malignität ergeben, insbesondere für das Frühkarzinom (vgl. S. 54) [12]. Vorwölbungen in der Form I sind im der Gestalt gewöhnlich unregelmäßig und ihre Oberfläche ist oft uneben [9,10, 19]. Blutungen, Erosionen und zentrale Eindellung an der Oberfläche sollen auch bei der Bild-Beurteilung berücksichtigt werden. Frühkarzinome der Form I und der Form IIa, die beide von der Schleimhautebene erhaben erscheinen, werden nach ihrer Höhe unterschieden. Als Maß wird die Höhe der normalen oder der karzinomfreien Schleimhautfalten in der Umgebung verwendet. Ist die Veränderung mehr als doppelt so hoch wie die maßgebenden Schleimhautfalten, so handelt es sich um Form I, ist sie weniger als doppelt so hoch, so wird sie als Form IIa bezeichnet [12,16].

Hier soll auf den wichtigen Zusammenhang zwischen Größe und Malignität bei erhabenen Veränderungen des Magens aufmerksam gemacht werden, welcher bereits kurz beschrieben wurde (vgl. S. 54) [12]. Die Ergebnisse von YAMADA und FUKUTOMI, die aus der Untersuchung von 152 operativ und histologisch gesicherten erhabenen Veränderungen gewonnen wurden, zeigen, daß statistisch gesehen, bei einer Größe über 2 cm eine Malignität häufiger gefunden wird (**Tab. 5**) [12,20]. Bei großen Vorwölbungen über 2 cm Durchmesser nimmt die Häufigkeit des Frühkarzinoms rasch zu, und unter den sehr großen Vorwölbungen gibt es fortgeschrittene Magenkarzinome. In diesem Bericht erscheint es besonders bemerkenswert, daß unter 26 über 3 cm großen Vorwölbungen 24 maligne waren.

Tabelle 5. Beziehung zwischen Größe und Malignität bei erhabenen Veränderungen des Magens

Größe (mm)	< 4	5–9	10–19	20–29	> 30
benigne	100,0 %	96,2 %	88,5 %	63,6 %	7,7 %
Frühkarzinom	0	3,8 %	11,5 %	27,3 %	53,8 %
fortgeschr. Karzinom (BORRMANN I)	0	0	0	9,1 %	38,5 %
Zahl der erhabenen Veränderungen	10	53	52	11	26

nach YAMADA u. FUKUTOMI

Betrachtet man zusammenfassend die Beziehung zwischen Form, Größe und Häufigkeit des Frühkarzinoms in dieser Serie, so ist folgendes zu erwähnen: Neben der häufigen Malignität bei großen erhabenen Veränderungen kann das Frühkarzinom auch bei unter 2 cm großen Vorwölbungen auftreten, wenn sie an der Basis eingekerbt oder scharf konturiert, kuppelförmig sind.

Die Feststellung der Form IIb, die keine Vorwölbung und Vertiefung besitzt und sich als die früheste Form des Frühkarzinoms annehmen läßt, ist heute noch sehr schwer [10,12,13,16,19]. Eine umschriebene Verfärbung der Schleimhaut, z. B. eine Entfärbung und das Verschwinden des Glanzes, kann ein Anhaltspunkt für die Form IIb sein [12,16].

Da die Form IIc die häufigste Erscheinungsform des Magen-Frühkarzinoms ist, benötigt man unbedingt die Kenntnis der Form IIc für die Frühkarzinom-Diagnostik. Die **Tabelle 6** zeigt die für die Beurteilung der Form IIc wichtigen Gastro-

Tabelle 6. Charakteristische Gastrokamera-Befunde bei der Form IIc der Magen-Frühkarzinome

1. Veränderungen am Rand:
   a) Unterbrechung bzw. Verschmälerung der erstarrten Schleimhautfalten. Schleimhautgrenze, die eine leichte Unebenheit zeigt
   b) Unregelmäßige Begrenzung
   c) Blutung oder Hyperämie
2. Veränderungen in der Tiefe:
   a) Verfärbung, Rauheit oder samtartige Veränderung der Schleimhaut
   b) Unregelmäßig geränderter Belag bzw. Schleimbelag
   c) Blutung oder Hyperämie
   d) Inselartige Schleimhautreste oder unregelmäßige Höckerbildungen

(nach SAKITA u. a.)

kamera-Befunde [9,11]. Über die Ausdehnungsrichtungen der Form IIc hat SANO ein interessantes Schema publiziert [16]. Er hat festgestellt, daß sich die Form IIc sehr oft von der Ulzeration zur vorderen und hinteren Magenwand hin ausdehnt. **Abbildung 3** zeigt verschiedene Ausdehnungsrichtungen schematisch

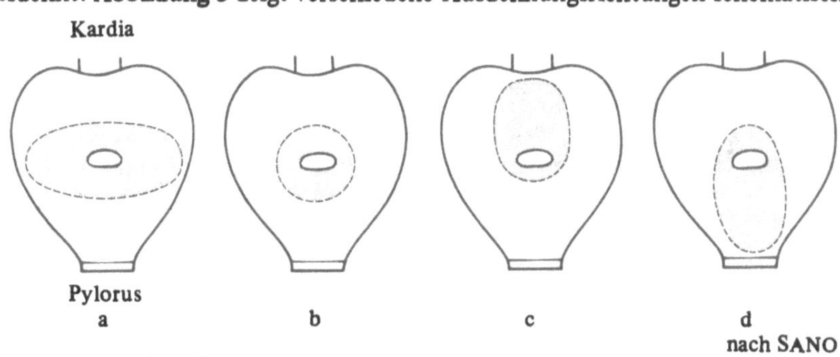

Abb. 3. Ausdehnungsrichtung des Frühkarzinoms der Form IIc

an einem Magenpräparat, das an der großen Kurvatur aufgeschnitten ist. Die mit a bezeichnete Ausdehnungsrichtung ist, wie oben dargelegt, die häufigste, dann folgen b und c. Die Ausdehnungsrichtung d erscheint sehr selten. Die reine Form III, die nicht in Kombination mit der Form IIc auftritt, ist schwer erkennbar [12].

7. Differentialdiagnose des Frühkarzinoms. Das Magen-Frühkarzinom muß von verschiedenen benignen und malignen Magenprozessen unterschieden werden. Die **Tabelle** 7 stellt die differentialdiagnostisch wichtigsten Erkrankungen bzw. Veränderungen den jeweiligen Erscheinungsformen des Magen-Frühkarzinoms gegenüber [11].

Tabelle 7. Differentialdiagnose des Magen-Frühkarzinoms

I	fortgeschrittenes Magenkarzinom (BORRMANN I) adenomatöser Polyp intramural wachsender Tumor Sarkom (bes. Leiomyosarkom)
IIa	adenomatöser Polyp vorgewölbte Veränderung mit atypischem Epithel sog. erosive Gastritis (mit vorgewölbtem Rand)
IIc	Ulkusnarbe (und lokalisierte Schleimhautatrophie) Erosion malignes Lymphom
III	benignes Ulkus

8. Schwierigkeiten bei der Frühkarzinom-Diagnostik. Die Feststellung des Magen-Frühkarzinoms mit der Gastrokamera ist im Vergleich zu der des fortgeschrittenen Magenkarzinoms manchmal nicht ganz einfach. Besonders für einen Anfänger in der Gastrokamera-Diagnostik ist es nicht leicht, Frühkarzinome exakt zu erkennen. Erst nachdem man gründliche Kenntnisse und genügend Erfahrungen in der Gastrokamera-Diagnostik gewonnen hat, hat man eine Chance, ein Frühkarzinom aufzufinden und kann eine falsch-positive Gastrokamera-Diagnose vermeiden, zu der man anfangs aus Übereifer sehr leicht neigt. Bei ausreichender Erfahrung läßt sich auch die Existenz einer sehr kleinen Frühkarzinom-Partie, z. B. unter 1 cm, mit der Gastrokamera makroskopisch feststellen.

Zusammenfassung. Nach der Angabe der Definition des Magen-Frühkarzinoms wurden wichtige Anhaltspunkte für die Frühkarzinom-Diagnostik im allgemeinen beschrieben und Charakteristika der einzelnen Frühkarzinom-Formen im Gastrokamera-Bild als Grundlagen der Gastrokamera-Diagnostik dargestellt.
Die Frühkarzinom-Diagnose ist nur bei exakter Kenntnis verschiedener Erscheinungen der benignen und malignen Magenerkrankungen in Gastrokamera-Bildern möglich. Da die erstaunlich gute Überlebenschance bei Frühkarzinom-Patienten

bereits bestätigt wurde, muß man sich darum bemühen, ein Magenkarzinom in der Form des Frühkarzinoms zu erkennen. Um diese Erkennung zu ermöglichen, ist das intensive Studium der allgemeinen Grundlagen der Gastrokamera-Diagnostik sehr wichtig.

Literatur

[1] HAYASHIDA, T.: Prognose der operierten Magen-Frühkarzinome. Gastroenterol. Endoscopy (Tokyo) **11**, 115 (1969) (jap.).

[2] IGAN-KENKYUKAI (Japanese Research Society for Gastric Cancer), (Hrsg.): The General Rules for the Gastric Cancer Study in Surgery and Pathology, Kanahara-Verlag, Tokyo (1968) (jap.).

[3] KUROKAWA, T., T. KAJITANI and K. OOTA (Hrsg.): Carcinoma of the Stomach in Early Phase, Nakayama-Shoten, Tokyo (1967).

[4] KURU, M. (Hrsg.): Atlas of Early Carcinoma of the Stomach, Nakayama-Shoten, Tokyo (1966).

[5] MURAKAMI, T. u. a.: Makroskopische Einteilung des Magen-Frühkarzinoms und histopathologische Untersuchungen. J. Clinical Digestive Diseases (Tokyo) **5**, 703 (1963) (jap.).

[6] NISSEN, R.: In: H. HELLNER, R. NISSEN u. K. VOSSSCHULTE (Hrsg.): Lehrbuch der Chirurgie, S. 558, Georg Thieme Verlag, Stuttgart (1967).

[7] OSHIMA, H.: Die Magendiagnostik mit der Gastrokamera – Beurteilung von Gastrokamera-Bildern. Münch. med. Wschr. **108**, 1983 (1966).

[8] OSHIMA, H.: Die Gastrokamera zur Früherkennung von schwer erfaßbaren Magenkarzinomen. Langenbecks Archiv f. klin. Chirurgie **322**, 777 (1968).

[9] OSHIMA, H.: Früherkennung des Magenkarzinoms mit der Gastrokamera. Med. Welt **20** (N.F.), 500 (1969).

[10] OSHIMA, H.: Diagnose des Frühkarzinoms im Magen mit der Gastrokamera, In: R. OTTENJANN (Hrsg.): „Fortschritte der Endoskopie", Bd. 1, S. 133, F.K. Schattauer Verlag, Stuttgart-New York (1969).

[11] OSHIMA, H.: Le diagnostic du cancer précoce de l'estomac avec la gastrocaméra. Médecine et Hygiène (Genève) **27**, 1008 (1969).

[12] OSHIMA, H.: Allgemeine Grundlagen der Diagnostik von Magen-Frühkarzinomen mit der Gastrokamera. Dtsch. med. Wschr. **94**, 2440 (1969).

[13] OSHIMA, H.: Der Wert der Gastrokamera für die Magenkarzinom-Diagnostik, In: „Grundlagen der gastroenterologischen Endoskopie", Verhandlungsband Nr. 1 der Zschr. f. Gastroenterologie, S. 111, Karl Demeter Verlag, Gräfelfing (1970).

[14] OSHIMA, H.: Das Frühkarzinom des Magens im Weltschrifttum, 2. Kongreß f. Gastroenterol. Endoskopie, Homburg/Saar (1969) (im Druck).

[15] SAKITA, T. u. H. FUKUTOMI: Endoskopische Diagnostik beim Magen-Frühkarzinom, Stomach and Intestine (Tokyo) **1**, 51 (1966) (jap.).

[16] SANO, R.: In: R. SANO, K. KITAOKA u. S. TAKASU: Diapositiv-Sammlung der makroskopischen Präparate des Magen-Frühkarzinoms, Nippon-Igakushashin-Center, Tokyo (1966) (jap.).

[17] SHIRAKABE, H. et. al.: Atlas of X-Ray Diagnosis of Early Gastric Cancer, Igaku-Shoin, Tokyo (1966).

[18] TASAKA, S.: Datensammlung über das Magen-Frühkarzinom aus ganz Japan, Gastroenterol. Endoscopy (Tokyo) **4**, 4 (1962) (jap.).

[19] TASAKA, S. u. a.: Die Gastrokamera und ihre klinische Anwendung, Bunkodo-Verlag, Tokyo (1966) (jap.).

[20] YAMADA, T. u. H. FUKUTOMI: Erhabene Veränderungen des Magens. Stomach and Intestine (Tokyo) **1**, 145 (1966) (jap.).

Kommentar zum Kapitel III

H. OSHIMA

In Europa wächst das Interesse an der Erkennung des Magen-Frühkarzinoms. In der Bundesrepublik Deutschland einschließlich West-Berlin z. B. starben im Jahre 1966 etwa 26 000 Menschen und in Japan etwa 47 000 an bösartigen Neubildungen des Magens (die Einwohnerzahl in Japan war 1966 etwa doppelt so groß wie in der BRD) [2]. Schon diesen einfachen Angaben kann man entnehmen, daß, entgegen der bisherigen Meinung, die **Magenkarzinom-Häufigkeit** in diesen beiden Ländern sich nicht wesentlich unterscheiden kann.

Zur näheren Information soll die Häufigkeit des Vorkommens von **Magen-Frühkarzinomen** kurz dargelegt werden. Bei Untersuchungen, bei denen in der Diagnostik die Gastrokamera meist eine entscheidende Rolle spielte, lag die Häufigkeit in japanischen Kliniken zwischen 0,4 und 1,4 %. Dagegen betrug sie bei dem üblichen Reihenuntersuchungsvorgehen in Japan 0,04 – 0,14 % [1]. Es spielt also die Auswahl der Untersuchten neben der Untersuchungstechnik eine große Rolle. Bei Untersuchungen mit präventivem Charakter ist die Häufigkeit des Frühkarzinoms geringer. Nur operierte und hinstologisch gesicherte Frühkarzinome dürfen in die Statistik aufgenommen werden. Nicht immer werden alle aufgefundenen Fälle operiert, zumal sich diese Personen teilweise beschwerdefrei fühlen. So läßt sich die Frühkarzinom-Häufigkeit unter den untersuchten Fällen nicht exakt angeben. Die tatsächliche Häufigkeit liegt deshalb wahrscheinlich höher als der durchschnittliche Prozentsatz der oben angegebenen, bisherigen Zahlen.

Die Häufigkeit von Magen-Frühkarzinomen läßt sich bei resezierbaren Magenkarzinom-Fällen genauer bestimmen. Von den reserzierten Magenkarzinom-Fällen, die in der Klinik entdeckt wurden, sind nach den meisten japanischen Statistiken 9 – 15 % Frühkarzinome [1]; die bei Magen-Reihenuntersuchungen gefundenen Frühkarzinom-Fälle betragen von der Gesamtzahl der resezierten Magenkarzinome dagegen rund 40 % oder mehr. Dieser große Unterschied verdeutlicht die Wichtigkeit der Magen-Reihenuntersuchungen. Obwohl eine letzte Sammelstatistik aus Gesamt-Japan nicht vorliegt, läßt sich schätzen, daß dort bisher mindestens 10 000 bis 20 000 Magen-Frühkarzinome gefunden wurden.

Bezogen auf das **Lebensalter** wurden die häufigsten **Magen-Frühkarzinome** in Japan zwischen dem 50. und 59. Lebensjahr entdeckt. Dann folgt das 7. oder das 5. Lebensjahrzehnt [1]. Dieses Ergebnis stimmt mit dem Erscheinungsalter bei fortgeschrittenem Magenkarzinom fast überein. Aus vergleichenden Statistiken ist zu entnehmen, daß in der Bundesrepublik Deutschland einschließlich West-Berlin eine gleiche Häufigkeit an Magenkarzinomen wie in Japan zu erwarten sein dürfte, wenn man für die BRD von einer Verschiebung um 10 – 15 Jahre ins höhere Alter ausgeht [2]. D. h., wenn man in Deutschland, z. B. bei 50 – 55 Jährigen Reihenuntersuchungen durchführt, kann man etwa die gleiche Häufigkeit an aufzufindenden Magen-Frühkarzinomen erwarten, wie in Japan, wo diese Präventivuntersuchungen bei Personen von dem 40. Lebensjahre ab vorgenommen werden.

Frühkarzinom-Patienten zeigen häufig **uncharakteristische Oberbauchbeschwerden.** Dabei ist das herausragendste Symptom der Oberbauchschmerz [1]. Es muß erwähnt werden, daß die Dauer der subjektiven Beschwerden beim Frühkarzinom-Patienten oft länger als bei Patienten mit fortgeschrittenem Magenkarzinom sind. Wichtig ist aber, daß in unterschiedlicher Häufigkeit die Patienten mit einem Frühkarzinom keine Beschwerden aufweisen.

Die Frühkarzinome sind meist im Angulus- und Antrumbereich lokalisiert. Nach den Angaben verschiedener Autoren (z. B. GUTMAN, HAFTER, MURAKAMI, SAKITA u. a.) können Frühkarzinome zum Teil jahrelang bestehen.

Bei Patienten mit einem **Magen-Frühkarzinom** ist eine besondere oder komplizierte **Operationsmethode** normalerweise nicht erforderlich. Es muß vom Chirurgen aber stets berücksichtigt werden, daß beim Magen-Frühkarzinom eine typische Karzinominduration von der Serosaseite her oft nicht zu tasten ist. Deshalb ist es wichtig, daß der Operateur vor Beginn des Eingriffes sich ebenso über den Gastrokamera- wie über den Röntgenbefund genau orientiert. Als Sicherheitsabstand vom oralen Ende der Frühkarzinompartie bis zum proximalen Resektionsrand werden etwa 2 – 3 cm von in der Operation von Frühkarzinomen erfahrenen Chirurgen als ausreichend angegeben.

Die Frühkarzinom-Diagnose muß am resezierten Magenpräparat histologisch bestätigt werden, bevor nach der Definition von Frühkarzinom gesprochen werden kann. Sie ist natürlich nicht bioptisch zu stellen.

Es ist sehr wichtig, daß der Untersucher seine Gastrokamera-Bilder stets mit dem **Operationspräparat** vergleicht, um die makroskopische Beurteilung verbessern zu können. Das Resektionspräparat wird dazu üblicherweise an der Majorseite eröffnet. Es empfiehlt sich, dieses im frischen Zustand zu fotografieren. Anschließend sollte es in verdünnter Formalinlösung fixiert werden, wobei es aufgeklappt flach auf einer Unterlage befestigt sein sollte. Fotografiert man dieses dann nach ½ – 1 Stunde (halb fixiert) und im fixierten Zustand (z. B. nach 24 Stunden), können die einzelnen Konturen und damit die pathologischen Veränderungen in verschiedenen Zuständen gut dargestellt und verglichen werden.

Anschließend sollen dann vom Pathologen **Serienschnitte** von 3 – 5 mm Abstand, parallel zur kleinen Kurvatur des Magens verlaufend, durch das genügend fixierte

Präparat gelegt werden. Dabei sollten die Serienschnitte den gesamten pathologisch veränderten Teil und den umgebenden Bezirk enthalten. Man muß berücksichtigen, daß ein Frühkarzinom in der flächenmäßigen Ausdehnung zwischen einem sogenannten Mikrokarzinom von unter 1 cm Durchmesser bis 6 cm und mehr ausgedehnt sein kann [1]. Die Frühkarzinom-Diagnose kann erst nach der systematischen, genauen, mikroskopischen Untersuchung dieser Stufenschnitte gesichert werden, wobei es gewöhnlich ausreichend sein sollte, von jedem Serienschnitt einen Schnitt in seiner ganzen Länge mikroskopisch zu untersuchen.

Die exakte Orientierung im Gastrokamera-Bild ist die Grundvoraussetzung für die Beurteilung. Die **Angulusregion** gibt auf den Gastrokamera-Bildern den wichtigsten Anhaltspunkt für die Orientierung. Dieser Bereich tritt je nach der Aufnahmeposition und -richtung sehr variabel auf, bei nicht pathologisch veränderten Fällen z. B. stabförmig oder bogenförmig (konvex oder konkav) (vgl. S. 52, 59, 60). Die Angulusregion erscheint in einem bestimmten unteren Magenanteil, jedoch liegt sie nicht immer an einer festgelegten Stelle; diese sollte nicht als eine Linie, sondern als ein kleiner Bezirk angenommen werden. Die Angulusregion im Gastrokamera-Bild stimmt normalerweise mit der in der Röntgen-Aufnahme überein. Sie kann aber bei den beiden Untersuchungsmethoden aus folgenden Gründen an etwas verschiedenen Stellen erscheinen: Die Gastrokamera-Aufnahmen nimmt man in der leeren Magenhöhle vor, in die viel Luft insuffliert wird. Dagegen sollte bei der Röntgen-Untersuchung neben der Menge des Kontrastmittels die unterschiedliche Lage des Patienten angegeben werden.

Bei der Beurteilung der **Inversionsbilder** muß man den Filmstreifen um 180° gedreht projizieren (s. S. 51). Dann lassen sich die Vorderwand des Magens im oberen Teil des projizierten, vergrößerten Bildes, die Hinterwand unten und die Kardia rechts im Bild (oder in dieser Richtung) betrachten. Also ist die **Projektionsstellung** die gleiche wie bei einem Filmstreifen, auf dem mit der nicht invertierten Kamera die Minorseite aufgenommen wurde. Auch bei der Beurteilung der Bilder, auf denen die **Majorseite** mit der nicht invertierten Kamera aufgenommen wurde, projiziert man den Filmstreifen wie bei den Inversionsbildern, nämlich umgekehrt. Dabei muß aber ein entgegengesetztes Verhältnis gegenüber den Inversionsbildern beachtet werden, wobei die Pylorusrichtung rechts im projizierten Bild liegt. Die Vorderwand sieht man gleichfalls oben im Bild.

Literatur

[1] OSHIMA, H.: Das Frühkarzinom des Magens im Weltschrifttum. 2. Kongreß f. Gastroenterol. Endoskopie, Homburg/Saar (1969) (im Druck).

[2] SCHÄFER, P. K., B. MIKAT u. a.: Grundlagen für Präventiv-Untersuchungen beim Magenkarzinom in Deutschland. Dtsch. med. Journal **21**, 996 (1970).

IV. Ergebnisse

Einführende Worte

H. OSHIMA

Die folgenden Ausführungen sind nach der Art der benutzten Untersuchungsgeräte eingeteilt worden, da man so die Leistungsfähigkeit und Charakteristika dieser Instrumente besser beurteilen kann. Die verschiedenen Gastrokamera-Modelle wurden für bestimmte, unterschiedliche Untersuchungszwecke entwickelt. Deshalb muß man das zu verwendende Modell der Gastrokamera nach der Art und dem Ziel der Untersuchung auswählen. Man sollte daher, falls möglich, die derzeit in Europa gebräuchlichen Gastrokamera-Modellen heute folgendermaßen verwenden [1]:

1. Für die ambulante Routineuntersuchungen Modell GT-Va, GT-PA oder auch GT-P_{II} (ohne Sichtkontrolle).

2. Für genaue Untersuchungen von Fällen, die röntgenologisch bzw. mit den sog. „blinden“ Modellen nicht vollständig abgeklärt wurden, Modell GTF-A oder dessen Fortentwicklung, Modell GTF-S (mit Sichtkontrolle).

3. Für die Verlaufskontrolle, z. B. beim Ulcus ventriculi, für die Untersuchung beim operierten Magen sowie bei der Blutungsquellensuche meist Modell GTF-A oder GTF-S, seltener GT-Va oder GT-PA.

4. Für Reihenuntersuchungen die Modelle GT-P_{II} oder GT-PA (ohne Sichtkontrolle).

Literatur

[1] OSHIMA, H.: Die Verwendungsmöglichkeiten der verschiedenen Gastrokamera-Modelle – unter Berücksichtigung des Gastrobiopsie-Geräts. In: „Grundlagen der gastroenterologischen Endoskopie“, Verhandlungsband Nr. 1 der Zschr. f. Gastroenterologie, S. 92, Karl Demeter Verlag, Gräfelfing (1970).

1. Sogenannte blinde Magenfotografie

Ergebnisse mit der sogenannten blinden Magenfotografie, Modell GT-Va

H. HILTNER, K. HEINKEL und F. WIDMAIER

Es gibt nur sehr wenige kritische Untersuchungen über den Wert einer Untersuchungsmethode aus technischer Sicht. Der blinden Gastrokamera-Untersuchung wirft man vor, daß man nicht weiß, wo, was und wohin man fotografiert. Die Fürsprecher dieser Methode betonen, daß alle Anteile des Magens in ausgezeichneter Weise dargestellt werden können. Dies kann von uns uneingeschränkt bestätigt werden.

Es liegen uns keine Untersuchungen vor, wie häufig bei den verschiedenen Untersuchern mit größerer Erfahrung die einzelnen Magenabschnitte gut beurteilbar dargestellt werden. Dies bezieht sich auch auf Untersuchungen mit dem Fibergastroskop. Eine vergleichende Studie zwischen der Gastroskopie mit dem klassischen Instrument und der mit älteren fiberoptischen Instrumenten in diesem Sinne ist uns von BERNDT und SETKA bekannt.

Wir haben den Versuch begonnen, unsere 670 Filmstreifen kritisch auszuwerten und stellen unsere Ergebnisse zur Diskussion. An unseren Untersuchungen sind insgesamt sechs Ärzte beteiligt, so daß nicht nur die Erfahrungen eines einzelnen Untersuchers, sondern auch die „Kinderschritte" der Anfänger in die Ergebnisse mit eingehen.

Wir haben inzwischen gelernt **(Tab. 1)**, die Quote der absoluten Versager von 18 % in Bad Windsheim auf 10 bzw. 7 % in der Stuttgarter Medizinischen Klinik

Tabelle 1. Technische „Versager" bei der Gastrokamera-Untersuchung

Zahl der ausgewerteten Untersuchungen:	318
davon technische Fehler:	50
LVA-Sanatorium Bad Windsheim	18 %
Medizinische Klinik Stgt-Bad Cannstatt, Abt. Rudolf-Sophien-Stift	10 %
Medizinische Klinik Stgt-Bad Cannstatt, Abt. Berg	7 %

zu senken. Die Ursache dieser technisch schlechten Untersuchungen **(Tab. 2)** war bei einer Reihe aufeinanderfolgender Untersuchungen die Eingabe von zu wenig Luft durch Fehler am Gummiball oder am Ventilmechanismus der Gastrokamera. Weiterhin gehören hierzu gruppenweise Fehlschläge durch Befeuchtung des Films, weil erst nach Auswertung der Filme mit dem Intervall Versand, Ent-

Tabelle 2. Ursachen der technischen Fehler

ungenügendes Lufteinblasen
(durch Untersucher, durch Fehler am Gummiball oder Ventilmechanismus)
Flüssigkeit in der Kamera
Entwicklungsfehler
Schleimauflagerung auf Optik

wicklung und Auswertung der Fehler entdeckt und abgestellt werden konnte. Wir können die Zahl der Fälle nicht bestimmen, bei denen ein Verlaufen des Intruments in der Kaskade einen relativ guten Licht-Reflex vortäuschte, die Untersuchung aber zu einem Mißerfolg wurde.

Wir haben bisher von unseren etwa 670 Untersuchungen 318 Fälle nach verschiedenen Gesichtspunkten kritisch ausgewertet. Das distale Magenantrum ist in unserer Serie am häufigsten ungenügend dargestellt. Bei 39 % konnten wir keine zufriedenstellende Beurteilung des Antrumkanals und des Pylorus vornehmen. Beachtet man, daß der Pylorus und Sphincter antri zu trennen sind, so war bei genügender Antrumdarstellung der Pylorus in 23 % nicht auf den Aufnahmen zu sehen. Die ungenügende Beurteilbarkeit zweier Regionen, z. B. Antrum und Angulus, Antrum und Korpus, Antrum und Kardia, sowie Korpus und Kardia bewegt sich zwischen 10,8 bis 15,8 % der Untersuchungen ohne erkennbaren technischen Fehler.

Untergliedert man die mit der Gastrokamera zu erfassenden Bereiche in Antrum, Angulus, Korpus und Kardia, so zeigt die **Tabelle 3,** daß 63 mal – das sind 23,5 % der auswertbaren Untersuchungen – alle Bereiche erfaßt wurden. 3 und mehr

Tabelle 3. Prozentuale Erfassung der Magenhöhle bei einer Einteilung in vier Hauptbereiche: Antrum, Angulus, Korpus, Kardia. Die zweite Spalte zeigt die Reduktion unter Berücksichtigung der 50 technisch fehlerhaften Untersuchungen

Zahl der ausgewerteten Untersuchungen:		318
davon auswertbar 268 + technische Fehler 50		
alle Bereiche erfaßt	23,5 %	19,8 %
3 oder mehr Bereiche	55,5 %	47,0 %
2 oder mehr Bereiche	84,2 %	71,0 %
1 oder mehr Bereiche	97,0 %	82,7 %

Bereiche waren in 55,5 % zu beurteilen. Bezeichnet man die Untersuchung als verwertbar, wenn 2 Bereiche gut dargestellt sind, so war das Ergebnis in 84,2 % zufriedenstellend. Werden die technischen Fehler mit berücksichtigt, so reduziert sich der Prozentsatz auf 19,8, 47, 71 bzw. 82,7 %.

Der Antrum- und Pylorusbereich ist mit einer subtilen Röntgendiagnostik gut zu beurteilen. Gastrokamera- und Röntgenuntersuchung sollen sich ergänzen. Dies wäre hier in 120 unserer ausgewerteten Untersuchungen der Fall. Die Kardia, ein schwieriges Gebiet für die Röntgendiagnostik, war hingegen nur in 73 der 268 auswertbaren Fälle, das sind 27 %, nicht sichtbar zu beurteilen. In 73 % konnte diese Region somit sehr gut beurteilt werden, was die zuverlässige Leistung dieser Untersuchungsmethode unterstreicht.

Geht man über zur Kasuistik, so sticht hervor, daß an unserer Klinik bei zwei Patienten die Gastrokamera-Untersuchung allein ausschlaggebend für die Diagnostik und Therapie mit der Operation eines Karzinoms im frühen Entwicklungsstadium war.

Umschriebene Magenwandveränderungen wurden in 25,7 % der Untersuchungen gefunden **(Tab. 4)**, wobei bei acht Patienten zwei oder mehrere Befunde erhoben werden konnten. 12 mal, das sind 4,5 %, fand sich eine isolierte Faltenbildung,

Tabelle 4. Von 268 auswertbaren Untersuchungen mit der Gastrokamera – Modell GT-Va fanden sich in 25,7 % umschriebene Magenwandveränderungen, davon bei 8 Untersuchungen gleichzeitig 2 oder mehr Befunde

Umschriebene Magenwandveränderungen:	
Isolierte Faltenbildung	12 (4,5 %)
Antrumunregelmäßigkeit	6 (2,2 %)
Erosionen	4 (1,5 %)
Ulkus	11 (4,1 %)
polypöse Erhabenheit	12 (4,5 %)
Verdacht auf Malignom und Verdacht auf early cancer	18 (6,7 %)
Malignom	6 (2,2 %)

die nach der Spasmolyse als Grundbestandteil dieser Untersuchungsmethode ein gewisses Gewicht erhält. Antrumunregelmäßigkeiten, 6 mal erhoben, das sind 2,2 %, waren schwer zu werten, da sie oft aus größerer Distanz dargestellt wurden. 4 mal, das sind 1,5 %, fanden wir Erosionen, 11 mal, das sind 4,1 %, ein Ulcus ventriculi und in 12 Fällen, das sind 4,5 %, polypöse Erhabenheiten. Ein Malignom wurde 6 mal, das sind 2,2 %, diagnostiziert und der Verdacht auf ein Malignom bzw. ein early cancer wurde bei der jetzigen Auswertung 18 mal, das sind 6,7 %, geäußert.

Die letzten Fälle werden zu Kontrolluntersuchungen herangezogen, wie auch weitere katamnestische Erhebungen die Sicherheit der positiven wie der negativen Diagnose belegen muß.

Erst wenn gleichartige Ergebnisse unter Zugrundelegung des Kosten- und Zeitaufwands, der Belästigung für den Patienten und der diagnostischen Ausbeute vorliegen, kann u. E. die Untersuchung mit der Gastrokamera Modell GT-Va durch andere Methoden ersetzt werden. Z. Zt. sind wir der festen Überzeugung, daß nur die routinemäßige Anwendung der Gastrokamera in der gastroenterologischen Praxis dazu beitragen wird, von den zahlreichen Krebskranken in der

Bundesrepublik Deutschland die Frühkarzinomfälle einer erfolgreichen Therapie zuzuführen.

Wenn auch an unserer Klinik die vollständige Erfassung des Magenlumens bei jeder Untersuchung noch Schwierigkeiten macht, so rechtfertigt doch die hohe Quote von 22 % isolierter Magenwandveränderungen die routinemäßige Anwendung der Gastrokamera in Ergänzung zur Röntgenuntersuchung des Magens. Die Gastroskopie und die gezielte Probeexzision hat in unserem Arbeitskreis ihren festen Platz: Gastroskopie und gezielte Exzision werden zur Klärung umschriebener Befunde, die mit der Röntgen- oder der Gastrokamera-Untersuchung erhoben wurden, vorgenommen.

Es wurde auch mit anderen Beiträgen gezeigt, daß die Mageninnenfotografie insbesondere zur Früherkennung des Magenkarzinoms weit verbreitet angewendet werden sollte.

Literatur

[1] GÜTZ, H. J., J. SETKA u. H. BERNDT: Zur Methodik der Gastroskopie. Münch. med. Wschr. **32,** 1537 (1965).

Klinische Anwendung der sogenannten blinden Gastrokamera-Untersuchung

G. PALME und W. PRIBILLA

Wir haben in den letzten 2 ½ Jahren mit dem Modell GT-V, dem Standardmodell der Gastrokamera, etwa 200 Patienten im Alter von 17 bis 90 Jahren untersucht.

Wie bei jeder neuen Technik, erhob sich zunächst die Frage, wie kann man die Zuverlässigkeit, in diesem Fall die Treffsicherheit der Methode überprüfen. Einerseits war die einfache Handhabung des Gerätes bei geringer Belästigung des Patienten bestechend, andererseits erschien es uns schwierig, die Treffsicherheit einer sogenannten „Blindtechnik“ zu objektivieren. Dieser Punkt schien uns deshalb von Bedeutung, da das Instrument in Japan bekanntlich mit dem Ziel der Früherfassung des Magenkarzinoms entwickelt worden war und ein falsch negatives Resultat den untersuchenden Arzt in einer falschen, für den Patienten verhängnisvollen Sicherheit wägen würde.

Wir haben als Parameter für die Beurteilung der Treffsicherheit der Methode und vor allem zur Kontrolle der Beherrschung der eigenen Technik die fotografische Erfassung von jeweils drei Zielpunkten bei einer Untersuchung angestrebt; nämlich

1. die distalen Abschnitte des Magens wie Angulus, Antrum und Pylorus,
2. die Kardia und
3. die fotografische Auffindung von Schleimhautdefekten nach vorangegangener Saugbiopsie.

Dem letzten Punkt, der Auffindung der Biopsiestellen nach blinder Saugbiopsie, also eine „doppelte Blindtechnik“ dürfte dabei der größte Anspruch auf Objektivität zukommen. Nach diesen Kriterien wurden 18 Patienten zunächst mit der Gastrokamera Modell GT-V untersucht und anschließend gastroskopiert. Das Ergebnis war dabei wie folgt: Während die distalen Abschnitte des Magens in jedem Fall gut fotografisch erfaßt wurden, konnte nur in knapp 60 % der Fälle eine Inversion der Kamera mit Fotografie der Kardia erzielt werden und bei etwa dem gleichen Prozentsatz der Fälle wurde eine oder mehrere Biopsiestellen gefunden. Ein Vergleich mit dem Gastroskopiebefund zeigte, daß die durch die Gastrokamera nicht erfaßten Biopsiestellen fast ausschließlich im Bereich der Hinterwand des oberen Korpusabschnittes lokalisiert waren. Allerdings konnten wir uns in letzter Zeit durch die Anwendung des verbesserten Modells GT-Va davon überzeugen, daß es mit diesem Gerät praktisch keine blinden Zonen mehr im Magen gibt. Die geringe Fallzahl, die aus der Belästigung der Patienten durch die zweimalige Einführung eines Instrumentes resultiert, ist natürlich ohne statistischen Wert; die Methode ist jedoch zur Selbstkontrolle in wie weit man die Technik der blinden Magenfotografie beherrscht ganz nützlich.

Als wesentliche Indikation für die Anwendung der Gastrokamera sahen wir zunächst allgemein das Ziel eine bestehende Lücke zu füllen, nämlich zwischen röntgenologisch unklaren Befunden und der Möglichkeit diese durch eine Gastroskopie zu klären. In erster Linie ist hierbei die Differentialdiagnose Ulcus ventriculi oder exulcerierendes Karzinom bei Patienten im fortgeschrittenen Alter bzw. bei dem Vorliegen einer kardialen oder pulmonalen Insuffizienz zu nennen. Durch die genaue Analyse der Gastrokamera-Bilder läßt sich diese Differentialdiagnose fast stets klären. Als wertvoll hat sich die blinde Gastrokamera-Untersuchung nach unserer Erfahrung ferner für die Beurteilung des operierten Magens erwiesen. Narbige Ausziehungen, mangelhafte Haftung des Kontrastmittels und das Vorliegen von Anastomosengranulomen erschweren hierbei die röntgenologische Diagnostik. Der Röntgendiagnostik eindeutig überlegen erwies sich die Gastrokamera in dem Nachweis von Magenpolypen. Während bei den zuletzt genannten Indikationen die Gastroskopie als eine zumindest gleichwertige Methode anzusehen ist, lassen sich für die blinde Gastrokamera-Untersuchung folgende spezielle Indikationen klar herausstellen.

Tabelle 1. Spezielle Indikationen für die sog. blinde Magenfotografie

1. als „bed-side-Methode" für alte oder dekrepide Patienten
2. für ambulante Kontroll- und Verlaufsuntersuchungen
3. bei länger anhaltenden Magenbeschwerden und unauffälligem Röntgenbefund
4. als Routineuntersuchungsmethode zur Erfassung des Frühkarzinoms

Zur Illustration des ersten Punktes der Tabelle ein typischer klinischer Fall: Eine 90jährige Patientin mit einer Anämie von 5 g% Hb wurde in die Klinik eingewiesen. Der Allgemeinzustand erlaubte keine eingreifenden diagnostischen Maßnahmen; selbst die Röntgenuntersuchung des Magens mußte als zu belastend für die Patientin angesehen werden. Wir führten am Bett eine Gastrokamera-Untersuchung durch, die die Patientin ohne weiteres tolerierte und fanden folgenden Befund: nämlich ein ausgedehntes Ringwallkarzinom im distalen Magenabschnitt. Dieser Fall veranlaßte uns bei alten oder dekrepiden Patienten die Röntgenuntersuchung des Magens durch eine Gastrokamera-Untersuchung, unter Umständen am Bett durchgeführt, zu ersetzen. Die Belastung der Patienten bei diesem Vorgehen ist mit der einer Magensaftuntersuchung vergleichbar. Die Anwendung der Gastrokamera für die Verlaufsuntersuchung bei Ulcus-Patienten wurde an Hand einiger typischer Befunde demonstriert.

Zusammenfassend bietet nach unserer bisherigen Erfahrung die Gastrokamera im Vergleich zur Gastroskopie folgende Vorzüge: der technische Aufwand ist weit geringer, die Anwendung daher einfacher und leichter erlernbar. Die Gastrokamera kann und soll dabei nicht die Gastroskopie oder Röntgenologie ersetzen, vielmehr ist sie dann noch anwendbar, wenn wegen des hohen Alters oder eines schlechten Allgemeinzustandes die Gastroskopie zu risikoreich erscheint und selbst die Röntgenuntersuchung als zu belastend angesehen werden muß. Außerdem ist sie besonders geeignet für wiederholte ambulante Kontroll- und Verlaufsuntersuchungen. Alle unsichereren und verdächtigen Befunde sollten dann durch eine Röntgenuntersuchung sowie durch die Gastroskopie mit gezielter Biopsie geklärt werden. Wesentlich ist hierbei aber, daß ein negativer histologischer Befund zu keiner falschen Sicherheit führen darf. Ein weiterer wesentlicher Vorzug der Gastrokamera-Untersuchung besteht ferner darin, daß die Befunde immer greifbar sind und beliebig oft und auch vergleichend betrachtet werden können. Auf diese Weise dürfte sowohl das persönliche Erfahrungsgut des Untersuchers wesentlich bereichert als auch die Ausbildung in der Gastroskopie verkürzt und erleichtert werden.

Erfahrungen und Ergebnisse mit der sogenannten „blinden" Gastrokamera-Untersuchung (Modell GT-Va und GT-V)

W. BERGEMANN

Durch die direkte intragastrale farbige Fotografie mit den Gastrokamera-Modellen ohne Sichtkontrolle lassen sich die Magenhöhle und umschriebene Veränderungen in dieser gut, sowie einfach, schnell, beschwerdearm und risikolos darstellen [7]. Die Gastrokamera-Untersuchungen sollten daher als leistungsfähige Ergänzung zur Röntgen-Untersuchung des Magens vorgenommen werden [12]. Sie eignet sich besonders für die Untersuchung ambulanter Patienten [2,3,9].

Die Indikation zu sogenannten blinden Gastrokamera-Untersuchungen sahen wir, als ersten Schritt zu Reihenuntersuchungen des Magens, bei Patienten mit uncharakteristischen Oberbauchbeschwerden gegeben [2,3,9,10]. Dabei wurden normalerweise die Patienten mit negativem und nur zum Teil mit fraglichem Röntgenbefund oder aber nicht vorher magengeröntgte Personen mit der Gastrokamera untersucht. Bei denjenigen mit einem fraglichen oder einem pathologischen Röntgenbefund wurde gleich die weitere endoskopische Diagnostik in einer anderen Serie mit der Gastrokamera mit Fiberskop, Modell GTF-A, vorgenommen [9,12]. Die Untersuchten waren zu etwa 90 % ambulante Patienten der Medizinischen Universitäts-Poliklinik, ehem. im Westend Krankenhaus Berlin. Diese Personen konnten infolge der von uns angewandten Vorbereitung und Durchführung gleich nach der Untersuchung selbst nach Hause fahren oder aber an ihren Arbeitsplatz zurückkehren [2,3]. Von den genannten Patienten wurden von unserer Arbeitsgruppe mit den uns zur Verfügung stehenden Gastrokamera-Modellen GT-Va und GT-V vom Februar 1968 bis April 1969 insgesamt 697 Untersuchungen durchgeführt [2,9].

Hier soll über 542 eigene Gastrokamera-Untersuchungen an 519 Patienten, die von März 1968 bis April 1969 erfolgten, berichtet werden. 517 Untersuchungen davon wurden mit dem an der Spitze um je 100° abwinkelbaren Gastrokamera-Modell GT-Va, 25 mit Modell GT-V untersucht. 492 Untersuchungen (90,8 %) erfolgten bei ambulanten, 50 (9,2 %) bei stationären Patienten. Die Gesamt-Patientenzahl belief sich auf 519, davon waren 245 (47,4 %) Männer. Die Altersverteilung der Untersuchten lag zwischen 16 und 82 Jahren, am häufigsten wurden Patienten im 6. und 7. Lebensjahrzehnt untersucht.

Zwischenfälle traten bei allen diesen Untersuchungen nicht auf. Die Patienten gaben keine wesentlichen Beschwerden durch die Untersuchung an. Einer Reihe der Patienten fiel die Gastrokamera-Untersuchung leichter als das zweistündige Verweilen einer Magensonde beim Betazol-Test. Im allgemeinen ließen sich ältere

Personen leichter und mit besseren Ergebnissen als junge, besonders solche mit einem Ulcus duodeni in der Anamnese untersuchen [5].

Zur Beurteilung der Leistungsfähigkeit dieser Methode sollen hier 1. die Verwertbarkeit der bei der „blinden" Magenfotografie erhaltenen Gastrokamera-Filme sowie 2. Art und Anzahl der aufgefundenen, umschriebenen, pathologischen Veränderungen dargelegt werden.

Verwertbarkeit der Gastrokamera-Filme. Alle Filme wurden vom Untersucher zusammenhängend unter Berücksichtigung der folgenden von OSHIMA angegebenen Kriterien erneut durchgesehen [8] **(Tab. 1).** Nach diesen Angaben beurteilt,

Tabelle 1. Kriterien der Gastrokamera-Filmbewertung

1. Sehr gut verwertbar:	Die Magenhöhle und besonders verdächtige Partien werden auf sehr guten Bildern genau dargestellt. Für die Magendiagnostik haben alle oder fast alle Bilder des Filmstreifens ausgezeichneten Wert.
2. Gut verwertbar:	Die Magenhöhle und besonders verdächtige Partien werden mit guten Bildern dargestellt. Für die Magendiagnostik haben die meisten Bilder des Filmes großen Wert.
3. Nicht genügend verwertbar:	Etwas mehr als die Hälfte aller Bilder eines Filmstreifens sind unscharf oder die verdächtigen Partien werden nicht in vollem Umfang, nicht oft genug oder nur ungenau dargestellt. Deshalb hat der Film für die Magendiagnostik wenig Wert.
4. Unverwertbar:	Alle Bilder eines Filmstreifens sind unscharf oder die Magenhöhle wird kaum dargestellt. Daher hat der Film für die Magendiagnostik keinen Wert.

nach H. OSHIMA [8]

waren von den insgesamt 530 Filmen 64 Filme als „sehr gut" und 346 als „gut verwertbar" zu bezeichnen **(Tab. 2).** Diese beiden Gruppen der für die Beurteilung der Brauchbarkeit der sogenannten blinden Gastrokamera-Untersuchungsmethode entscheidenden Filme betrug zusammen 410 (77,3 %) der Gesamtzahl der Filme. Nicht genügend verwertbar waren 98 (18,5 %) der Filme, unverwert-

Tabelle 2. Filmbewertung bei sog. blinden Gastrokamera-Untersuchungen

sehr gut verwertbar	64	410	(77,3 %)
gut verwertbar	346		
nicht genügend verwertbar		98	(18,5 %)
unverwertbar		22	(4,2 %)
ges. Filmanzahl		530	(100 %)

(März 1968 – April 1969)

bar 22 (4,2 %). Unter die letzteren beiden Gruppen fallen einige Filme, auf denen trotz der nicht erfüllten Kriterien der Gruppe „sehr gut“ und „gut“ Tumoren oder Ulzera erkennbar waren. Aber z. B. infolge der Deformierung des Magens oder durch festhaftende Linsenbeschläge gelang eine Gesamtdarstellung des Magens mit diesen Gastrokamera-Modellen nicht gut. Auch ein größerer Teil der 16 untersuchten operierten Mägen fielen unter diese Gruppen, da operierte Mägen mit diesen Gastrokamera-Modellen etwas schwieriger aufzunehmen sind [8]. In diese Auswertung der Filme eines Untersuchers gingen auch diejenigen ein, die während des Lernens der Methode und bei geringer Erfahrung schlechter verwertbar waren sowie die vom Untersucher vorgenommenen 25 Untersuchungen der von ihm weniger geübten Methode mit Modell GT-V.

Das Ergebnis von 77,3 % „sehr gut“ oder „gut“ für die Diagnostik verwertbarer Filme liegt, wenn man es mit den Angaben japanischer Autoren vergleicht, etwas niedriger als bei diesen. Von ihnen wird bei Anwendung einer ähnlichen Auswertmethode (Gruppe „sehr gut“ und „gut“ sind dabei als eine Gruppe zusammengefaßt) eine gute Verwertbarkeit von etwa 80 – 90 % angegeben [8]. Die Erlernbarkeit und die Schwankungsbreite der Qualität der aufgenommenen Filme läßt sich aus einer graphischen Darstellung ablesen **(Abb. 1)**.

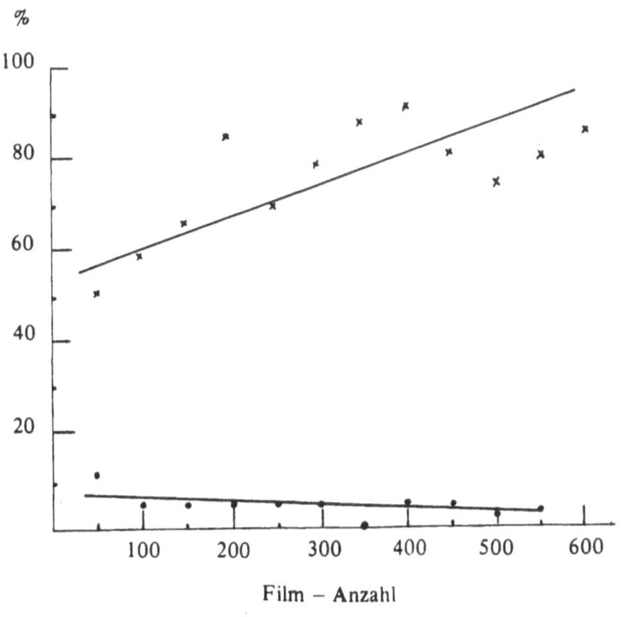

Abb. 1. Filmbewertungen bei sog. blinden Gastrokamera-Untersuchungen

Die obere Kurve gibt die Gruppe „sehr gut –“ und „gut verwertbar“ zusammengefaßt wieder, die untere die Gruppe „nicht verwertbar“. Man kann danach sagen, daß gute Ergebnisse mit etwa 70 – 80 % „sehr guten“ bzw. „guten“ Filmen nach etwa 150 Untersuchungen erzielt werden konnten. Dieses Ergebnis deckt sich gut mit der Auswertung von Gastrokamera-Filmen nach der Darstellbarkeit der einzelnen Magenabschnitte [4,13]. Die vergleichsweise schlechtere Ausbeute der letzten knapp 150 Filme lag wahrscheinlich an der Frequenz von Untersuchungen, die oft unter Zeitdruck ausgeführt werden mußten. Darum sollte der Forderung nach ruhigen Arbeitsbedingungen bei der Magen-Fotografie-Untersuchung für Patient als auch Untersucher besonderer Nachdruck verliehen werden [3].

12 Filme waren wegen technischer Mängel, z. B. an der Gastrokamera selbst, durch die Filmentwicklung u. a. nicht verwertbar. Da diese Fehler aber nicht der Methode anzulasten waren, wurden diese Fälle nicht in die Auswertung einbezogen.

Aufgefundene umschriebene pathologische Veränderungen. Nach der Zusammensetzung der Patienten ist diese Untersuchungsserie als eine Art Reihenuntersuchung des Magens zu bezeichnen [2,3,9]: 47,4 % der Untersuchten mit uncharakteristischen Oberbauchbeschwerden hatten einen negativen Röntgenbefund innerhalb 8 Wochen vor der Gastrokamera-Untersuchung, 45,3 % waren im gleichen Zeitraum nicht am Magen geröngt worden **(Tab. 3)**. 5,8 % hatten einen fraglichen Röntgenbefund zum Zeitpunkt der Untersuchung.

Tabelle 3. Magen-Röntgenbefund vor der Gastrokamera-Untersuchung

patholog.	8	(1,5 %)
fraglich	30	(5,8 %)
negativ	246	(47,4 %)
nicht geröngt (innerh. 8 Wo.)	235	(45,3 %)
Gesamte Patientenzahl	519	(100 %)

Die aufgefundenen umschriebenen pathologischen Veränderungen sind in **Tabelle 4** zusammengefaßt. Bei 17 Fällen wurde die Diagnose „Ulcus ventriculi“ gestellt, bei 8 Veränderungen, die einer Ulkusnarbe entsprachen, bei 11 Fällen fanden sich Polypen bzw. polypöse Vorwölbungen, bei 1 Patienten ein intramural wachsender Tumor und 11 der Untersuchten (2,1 %) hatten ein Karzinom. Letztere wurden meist mit der Gastrokamera mit Fiberskop, Modell GTF-A, histologisch bestätigt. Unter den Karzinomen befand sich ein Fall mit einem Magen-Frühkarzinom [2,9].

Vergleicht man dieses Ergebnis mit denen anderer Autoren, so ist ersichtlich, daß bei den eigenen Resultaten die Zahl der Ulzera um etwa das siebenfache, die

Tabelle 4. Pathologische Befunde bei sogenannten blinden Gastrokamera-Untersuchungen

Ulkus	17	(3,3 %)
Ulkusnarbe	8	(1,5 %)
Polyp	11	(2,1 %)
intramural wachsender Tumor	1	(0,2 %)
Karzinom	11	(2,1 %)
total	48	(9,2 %)
Gesamt-Patientenzahl	519	(100 %)
	(März 1968 – April 1969)	

der Karzinome um etwa das vierfache niedriger ist (**Tab. 5**). Die Erklärung ist in erster Linie darin zu suchen, daß nur 7,3 % der Patienten mit einem röntgenologisch verdächtigen bzw. einem pathologischen Befund in dieser Serie vorkamen als eine Form der Reihenuntersuchung.

Tabelle 5. Vergleichende Ergebnisse von Untersuchungen mit der Gastrokamera

Autoren		Ges. Anzahl	Ulkus	Karzinom	Polyp	operierter Magen
MASUDA u. a.	1961	736	27,2 %	13,7 %	2,2 %	1,8 %
FUJIMORO u. a.	1961	616	18,1 %	11,2 %	2,1 %	0
WATANABE u.a.	1962	1000	19,8 %	7,6 %	1,9 %	0
SAKITA u. a.	1962	1000	23,5 %	7,7 %	1,8 %	0,6 %
HONDA	1964	335	23,6 %	6,5 %	1,8 %	8,1 %
OSHIMA	1967	181	12,1 %	13,8 %	1,7 %	19,3 %
BERGEMANN	1969	519 100 %	17 3,3 %	11 2,1 %	11 2,1 %	16 3,1 %

(unter Verwendung von [6])

Aus den geschilderten Resultaten der Verwertbarkeit der mit der „blinden" Gastrokamera-Untersuchung gewonnenen Filme sowie der gefundenen und vor der Gastrokamera-Untersuchung zumeist unbekannten, umschriebenen pathologischen Veränderungen ist ersichtlicht, daß diese Methode der Magenfotografie ohne Sichtkontrolle, noch dazu wegen ihrer Einfachheit, Schnelligkeit, Risikolosigkeit und Beschwerdearmut, eine wertvolle Ergänzung der morphologischen Magendiagnostik darstellt. Deshalb eignet sie sich insbesondere für die Untersuchung ambulanter Patienten oder solcher in Kliniken mit einem negativen Magen-Röntgenbefund bei uncharakteristischen Oberbauchbeschwerden.

Literatur

[1] ASHIZAWA, S. u. H. OSHIMA: Gastrokamera Typ Va, ein verbessertes Instrument für die fotografische Diagnostik der gesamten Magenhöhle. Z. f. Gastroent. **5**, 142 (1967).

[2] BERGEMANN, W.: Indikation, Technik und Ergebnisse der „blinden" Gastrokamera-Untersuchung. Dtsch. med. Wschr. **95**, 640 (1970).

[3] BERGEMANN, W.: Diskussionsbeitrag, In: „Grundlagen der Gastroenterologischen Endoskopie", Verhandlungsband Nr. 1 der Z. f. Gastroent., S. 90, Karl Demeter Verlag, Gräfelfing (1970).

[4] BERGEMANN, W., P. K. SCHÄFER, J. GALARZA u. H. OSHIMA: Darstellungsmöglichkeiten des Mageninneren mit verschiedenen „blinden" Gastrokamera-Modellen (GT-Va, GT-V und GT-P_{II}). 4. Seminar der Deutschen Gesellschaft für Gastroenterologische Endoskopie, Stuttgart (1969).

[5] OSHIMA, H.: Über Beschwerden bei der Gastrokamera-Untersuchung. Med. Klin. **62**, 2024 (1967) (Berichtigung: **63**, 320 [1968]).

[6] OSHIMA, H.: Untersuchungsergebnisse mit der Gastrokamera. In: L. DEMLING (Hrsg.).: Endoskopie – Methoden und Ergebnisse, S. 90, Werk-Verlag Dr. Bamaschewski, München-Gräfelfing (1969).

[7] OSHIMA, H.: Routinemäßige Gastrokamera-Untersuchungen und ihre technischen Fortschritte. Dtsch. med. J. **20**, 254 (1969).

[8] OSHIMA, H.: Der diagnostische Wert von Gastrokamera-Bildern. Med. Klin. **44**, 2034 (1969).

[9] OSHIMA, H., W. BERGEMANN u. J. GALARZA: Ambulante Reihenuntersuchungen des Magens mit der Gastrokamera. In: R. OTTENJANN (Hrsg.): Fortschritte der Endoskopie, Bd. 2, S. 173, Schattauer Verlag, Stuttgart-New York (1970).

[10] OSHIMA, H.: Gastrokamera-Untersuchung zur Frühauffindung des Magenkarzinoms. diagnostik **3**, 66 (1970).

[11] OSHIMA, H.: Intragastrale Photographie mit der Gastrokamera. Untersuchungstechnik und Orientierung im Bild. Dtsch. med. J. **21**, 585 (1970).

[12] OSHIMA, H.: Gastrokamera-Untersuchung und gezielte Gastrobiopsie. Dtsch. med. Wschr. **95**, 1178 (1970).

[13] SCHÄFER, P. K., W. BERGEMANN, J. GALARZA u. H. OSHIMA: Darstellbarkeit der einzelnen Magenabschnitte mit der sogenannten blinden Gastrokamera. 2. Kongreß für Gastroenterologische Endoskopie, Homburg/Saar (1969) (im Druck).

2. Verwendung von verschiedenen Gastrokamera-Modellen

Die Gastrokamera als Komplement der Röntgen-Untersuchung des Magens

D. Edmar

An der Röntgendiagnostischen Abteilung II, Sahlgrenska Krankenhaus, Göteborg, Schweden, haben wir die Gastrokamera seit Januar 1967 angewandt. Da gastroskopische Untersuchungen mit eventuellen Biopsien hauptsächlich an den entsprechenden Chirurgischen Abteilungen ausgeführt werden, begrenzen sich meine an der Röntgenabteilung durchgeführten Untersuchungen mit der Gastrokamera meist auf die Fälle, bei denen die röntgenologischen Magenuntersuchungen zu Fragestellungen geführt haben, die eine weitere Klarlegung des diskutablen Befundes erfordern. Dies prägt mein Material, das meistens Fälle mit röntgendiagnostischer Problematik umfaßt. Sämtliche Untersuchungen sind mit der sogenannten blinden Untersuchungsmethode durchgeführt worden. Ich verwende ein Universal-Untersuchungsstativ mit Fernseh-Durchleuchtung. Die Lage der Gastrokamera wurde während jeder Exponierung mit Durchleuchtung bestimmt und protokolliert. Vor der Untersuchung wird der Magen immer mit einer Sonde entleert. Bisher habe ich 171 Untersuchungen mit der Gastrokamera durchgeführt.

Leistet die Gastrokamera dem Röntgenologen gute Hilfe? Um diese Frage zu beleuchten, habe ich aus dem ganzen Material 93 Patienten, die vier verschiedenen röntgenologischen Fragestellungen zugehören, in vier Gruppen eingeteilt. 35 Fälle sind mit der Gastrokamera GT-V untersucht worden, die übrigen mit der Gastrokamera GT-Va.

Die erste Tabelle zeigt die erste Gruppe. Hier sind 17 Fälle zusammengestellt,

Tabelle 1. Blutungsquelle

Röntgen → Gastrokamera ↓	Normal	Grobe schl.	Total	Verifiziert
Keine Blutquelle	1	2	3	0
Erosion	2	7	9	1
Flache Ulzeration	3	1	4	0
Hämangiom	1	0	1	1
Total	7	10	17	2

bei denen die Röntgenuntersuchung den Nachweis einer lokalisierten Blutungsquelle nicht ermöglichte. Die Röntgenbefunde waren „Normal“ in 7 Fällen und beschränkten sich auf „Grobes Schleimhautrelief“ in den übrigen 10. Die Befunde der Gastrokamera sind auch in der Tabelle angegeben und umfassen „Keine Blutungsquelle“, „Schleimhauterosionen“, „Flache abgegrenzte Ulzerationen“ und „Hämangiome“. Echte Neoplasmen sind in diesem Material nicht diagnostiziert worden.

Bei nicht weniger als 16 Fällen konnte somit die Gastrokamera eine Blutungsquelle angeben. Es liegt in der Natur der Sache, daß eine Verifikation der Befunde nicht leicht erhalten werden kann. In der Reihe rechts in der Tabelle sind 2 verifizierte Fälle angegeben; einer durch gleichartige Befunde bei der gastroskopischen Untersuchung, einer durch Operation.

Bei 2 Fällen, die der Gruppe mit Erosionen zugehören, vermute ich, daß die Untersuchung mit Gastrokamera nicht die volle Wahrheit gezeigt hat. Es handelt sich um Patienten, die nach Billroth II reseziert worden waren und bei denen das Stoma nicht vollständig fotografiert werden konnte. Eine Wiederholung der Untersuchung wurde leider nicht ausgeführt.

Tabelle 2. Ulkus

Röntgen → Gastrokamera ↓	Suspectes Ulkus	Ulkus Benigne	 Zweifelhaft	 Maligne	Total	Verifiziert
Benigne	2_{B}	1_{B}	4_{BB}	–	7	4
Wahrsch. benigne	–	–	4_{BBB}	–	4	3
Zweifelhaft	–	–	6_{BBBBM}	–	6	5
Wahrsch. maligne	1_{B}	–	3_{BMM}	–	4	4
Maligne	–	–	$1_{B(M)}$	1	2	2
Total	3	1	18	1	23	18

Die nächste Fragestellung betrifft die Ulkusdiagnostik. Mit welcher Sicherheit kann die Gastrokamera die Art der Ulzeration beurteilen? Meine diesbezüglichen Befunde sind in der zweiten Tabelle zusammengestellt. Wie in der ersten Tabelle sind in dieser Tabelle sowohl die Röntgenbefunde als auch die Befunde mit der Gastrokamera angegeben. Total sind es 23 Fälle. In der senkrechten Reihe „Suspectes Ulkus“ sind Fälle aufgeführt, bei denen man röntgenologisch eine Kontrastbucht sieht, aber jedoch zweifelt, ob eine Ulzeration vorhanden ist. Total sind es 3 Fälle. Die übrigen sind Fälle mit sicher röntgenologisch nachgewiesenen Ulzerationen. Diese sind eingeteilt mit Hinblick auf ihr röntgenologisches Aussehen (benigne, zweifelhaft, maligne). In der senkrechten Reihe rechts in der Tabelle ist die Anzahl der verifizierten Fälle angegeben, die zusammen 18 der 23 Fälle ausmachen. Diese Fälle sind auch in der Tabelle mit „B“ oder „M“ aufgezeichnet (B = benigne verifiziert, M = maligne verifiziert). Verifikationen wurden erhalten, teils durch nachgewiesene Heilung der Ulzeration durch wiederholte Röntgenuntersuchungen, teils durch Gastroskopie mit Biopsie, teils durch Operation und pathologisch-anatomische Untersuchung. Das mit Gastrokamera als bösartiges Geschwür beurteilte Ulkus (in der Tabelle mit „B(M)“ markiert) nimmt eine Sonderstellung ein. Der Fall ist eine Patientin mit einer chronischen Ulzeration, die gutartig war, aber in der Nähe des Geschwürs gab es sarkomatöse Wandveränderungen, die nur bei der Untersuchung mit der Gastrokamera entdeckt worden waren. Die interessante Gruppe umfaßt die 13 Fälle, die röntgenologisch als zweifelhaft beurteilt wurden, aber trotz der Gastrokamera-Untersuchung nicht mit Sicherheit als benigne oder maligne beurteilt werden konnten. Bei 5 dieser Fälle war die Abbildung der Veränderung mit der Gastrokamera nicht zufriedenstellend. Bei einem dieser Fälle war das Geschwür tangential abgebildet worden, bei einem anderen war das Geschwür teilweise durch einen Belag verdeckt, in einem weiteren lagen dem Geschwür teilweise verdeckende grobe Schleimhautfalten vor. In einem Fall legte sich die Kamerasonde gerade vor die Veränderung und in dem letzten Fall wurde der Film teilweise bei der Entwicklung beschädigt. Bei den übrigen 8 der 13 zweifelhaften Fälle konnte trotz guter Abbildung die Frage nach Malignität oder Benignität nicht mit Sicherheit beantwortet werden. Bei 4 röntgenologisch zweifelhaften Fällen konnte die Gastrokamera ein klares Urteil auf Benignität geben und in einem Fall wurde Malignität diagnostiziert. Man kann also den Schlußsatz ziehen, daß die einmalige Gastrokamera-Untersuchung bei 5 der 18 als röntgenologisch zweifelhaften ausgewählten Fälle einen wesentlichen weiteren diagnostischen Beitrag erlaubte.

Die nächste Frage betrifft Polypen und polypöse Veränderungen. Wie sicher können Polypen nachgewiesen werden und deren Art beurteilt werden? In der dritten Tabelle sind 15 Fälle mit Polypen oder röntgenologisch suspekten Polypen zusammengestellt. Röntgenologisch wurde nur zwischen unsicheren und sicheren Polypen differenziert. Eine Arteinteilung der Polypen wurde nicht vorgenommen. Die Untersuchung mit der Gastrokamera erlaubte jedoch eine nähere Beurteilung der Polypen. 6 wurden als benigne beurteilt, was auch bei 5 durch Operation verifiziert werden konnte. Eine Patientin verweigerte doch die Operation. Bei 2 der 12 röntgenologisch nachgewiesenen Polypen wurden die Veränderungen als maligne beurteilt und später als korrekt verifiziert.

Die letzte Frage betrifft die größte Gruppe, bei der röntgenologische Befunde einer Einbuchtung, Deformierung und/oder Wandinfiltration ohne eindeutige Ulzeration vorliegen. Die Fragestellungen waren demgemäß: Liegen maligne

Tabelle 3. Polypen und polypöse Veränderungen

Röntgen → Gastrokamera ↓	Susp. Polypen	Polypen	Total	Verifiziert
Keine Polypen	2	–	2	1
Polypöse Schleimhaut	1	–	1	1
Benigne Polypen	–	^{6}BBBBB	6	5
Zweifelhaft	–	^{4}B	4	1
Maligne Polypen	–	^{2}MM	2	2
Total	3	12	15	10

Infiltrationen, postulzeröse Deformitäten oder fortgeschrittene chronische Gastritis vor? In der letzten Tabelle sind diese Fälle meines Materials zusammengestellt. Die Gruppe umfaßt total 43 Fälle. Die Röntgenbefunde sind in offenbar malignen Veränderungen und in nicht eindeutige Veränderungen („zweifelhaft“) eingeteilt. In der letzten Gruppe gab es röntgenologisch einen Verdacht auf Malignität, den Grund für die Untersuchung mit der Gastrokamera. 27 der 43 Fälle sind verifiziert. In der Tabelle bedeutet wie früher „B“ einen benigneverifizierten und „M“ einen maligneverifizierten Fall.

Tabelle 4. Einbuchtung und Wandinfiltration

Röntgen → Gastrokamera ↓	Maligne	Zweifelhaft	Total	Verifiziert
Benigne	–	BBBB^{14}BBB	14	7
Wahrsch. Benigne	–	^{4}B	4	1
Zweifelhaft	–	BBBBBB^{13}MM	13	8
Wahrsch. Maligne	–	BB ^{5}MM	5	4
Maligne	MMM^{5}MM	^{2}MM	7	7
Total	5	38	43	27

Von den nach der Untersuchung mit der Gastrokamera als „benigne“ oder „keine maligne“ Veränderungen beurteilten 14 Fällen haben 7 bei wiederholten Röntgenuntersuchungen einen klaren Regreß der Veränderungen gezeigt. Bei den übrigen

7 wurden keine weitere Verifikation erhalten. Bisher sind jedoch keine weiteren Informationen über einen Progreß der Krankheit erhalten worden.

In der Gruppe „wahrscheinlich benigne Veränderungen" ist einer verifiziert als benigne, einer in zu schlechtem Allgemeinzustand für weitere Untersuchungen, einer kürzlich untersucht, ein weiterer ohne sichere Information.

Bei den 13 nach Gastrokamera-Untersuchung immer noch zweifelhaften Fällen war die Bildqualität bei 3 Fällen unzufriedenstellend. Von den 10 übrigen Fällen mit guter Bildqualität sind 6 als benigne verifiziert. Bei den 4 restierenden waren 3 in zu schlechtem Allgemeinzustand für eine Operation, und über den letzten Fall liegen keine sicheren Informationen vor.

In der Gruppe „wahrscheinlich maligne Veränderungen" sind 3 verifiziert als maligne und 2 verifiziert als benigne. Die Fälle sind durch Operation, Gastroskopie mit Biopsie oder durch klaren Regreß bei erneuerter Röntgenuntersuchung verifiziert worden.

In der Gruppe „maligne Veränderungen" sind sämtliche verifiziert.

Die zwei Fälle mit Befund der Malignität und die 14 Fälle ohne Zeichen einer Malignität, von den letzteren 7 durch Röntgen-Nachuntersuchung bestätigt, zeigen deutlich den Wert einer Untersuchung mit der Gastrokamera bei röntgenologisch zweifelhaften Fällen.

Literatur

[1] GABRIELSSON, N.: Nord. Med. **75**, 739–742 (1966).
[2] GABRIELSSON, N.: Läkartidningen **64**, 2465–2472 (1967).
[3] NELSON, R. S.: Gastroscopic Photography, Year Book Medical Publishers Inc., Chicago (1966).
[4] OSHIMA, H.: Gastroenterologia **105**, 115–124 (1966).
[5] PERNA, G., T. HONDA u. J. F. MORRISSEY: Arch. Intern. Med. **116**, 434–441 (1965).
[6] RAHBECK, I.: Ugeskrift for Laeger **129**, 1–5 (1967).
[7] SCARROW, G. D.: Br. J. Radiol. **40**, 23–29 (1967).

Gastrofotografie bei oberen gastro-intestinalen Blutungen ohne röntgenologisch nachweisbare Blutungsquelle

N. Gabrielsson

Die Diagnostik bei den konventionellen Röntgenuntersuchungen konnte nicht bemerkenswert verbessert werden, da die Technik bereits hoch entwickelt ist. Um jedoch die Diagnostik zu verbessern, haben wir an der Röntgen-Abteilung des Karolinska sjukhuset seit 1965 unter anderem in sämtlichen Fällen von oberen gastro-intestinalen Blutungen, in welchen die Röntgenuntersuchungen keine Blutungsquelle nachweisen konnte, die Gastrofotografie ausgeführt.

In sämtlichen Fällen wurde die Röntgenuntersuchung vor der Gastrofotografie ausgeführt. Die Absicht war, die Gastrofotografie auszuführen, bevor die Blutung ganz aufhörte, welches jedoch nicht immer möglich war. Es war nicht wünschenswert, eine Gastrofotografie während einer stattfindenden starken Blutung auszuführen, da dies in einem Falle des Materiales die Detailstudien unmöglich machten.

Technik. Bei den Gastrofotografien wurden Gastrokamera Typ V und Va sowie das Glasfibergastroskop mit Kamera Typ GTF und GFB angewendet. Nach Lokalanästhesie des Rachens wurde der Magen mit einer Sonde in linker Seitenlage entleert. Falls Blutgerinnsel die Sonde verstopften, wurde diese mit kaltem Wasser reingespült und die zugeführte Wassermenge wurde danach vorsichtig abgesogen. Der Patient lag in linker Seitenlage mit etwas gestrecktem Hals und in dieser Lage wurde das Instrument in den Magen eingeführt. Der Ventrikel wurde mit eingeblasener Luft ausgedehnt und die Lage des Instrumentes wurde in Röntgendurchleuchtung mit Fernsehverstärkung kontrolliert. Die Kamera wurde nach einem im Voraus planierten Schema eingestellt, wobei dieses Schema unter Leitung der anatomischen Information, welche die Röntgenuntersuchung geliefert hatte, ausgearbeitet worden war. In vielen Fällen kann der ganze Ventrikel untersucht werden, jedoch nur in Ausnahmefällen konnten beurteilbare Bilder von Duodenum erhalten werden, da der Abstand zwischen Kamera und der Duodenalwand zu klein ist.

Um zu verhindern, daß gallenhaltiger Dünndarminhalt allmählich regurgitiert und die Magenschleimhaut belegt, wird die Untersuchung am Pylorus begonnen. Um die Kardia zu untersuchen, wurde die Kamera entlang der Curvatura major in kranialer Richtung geführt, die retrograde Einstellung. Bei dieser Einstellung riskiert man die Vorwärtsspulung des Filmes bei Typ V und traumatisiert die Kardia bei Typ GTF und GFB, weshalb diese Einstellung bei diesem Instrument selten angewendet wird. Typ Va wird jedoch mit Leichtigkeit in die retrograde Einstellung plaziert, ohne Unbehagen oder Risiko für den Patienten.

Material. Das Material besteht aus 120 Fällen mit Hämatemesis oder Melaena oder beiden Symptomen, wo die konventionelle Röntgenuntersuchung des Ventrikels keine Ursache der Blutung nachweisen konnte. Deformierung ohne Ulzeration wurde in 4 Fällen nachgewiesen. In Fällen mit Hämatemesis oder massiver Melaena ist der Ösophagus und in Fällen mit nur Melaena das Kolon und manchmal der Dünndarm röntgenologisch untersucht worden, ohne daß ein Ursache der Blutung nachgewiesen werden konnte.

Das Material besteht aus 39 Frauen und 81 Männern im Alter von 8 – 89 Jahren mit einem mittleren Alter von 52 Jahren. Hämatemesis kam in 60 Fällen vor, Melaena in 109 Fällen, welches mittels Weberprobe in 88 Fällen bewiesen werden konnte. 35 Patienten hatten schon früher Magenblutungen gehabt, ohne daß es gelungen wäre, die Ursache der Blutung nachzuweisen. Ventrikelresektion nach Billroth I war in 4 Fällen und nach Billroth II in 16 Fällen ausgeführt worden. Die verschiedenen Instrumente wurden wie folgt angewendet: Typ V in 40 Fällen, Typ Va in 65 Fällen, Typ GTF in 8 Fällen und Typ GFB in 1 Fall.

Bei der gleichen Untersuchung sind Typ GTF und V gleichzeitig in 5 Fällen und Typ GTF und Va gleichzeitig in 1 Fall angewendet worden. In 46 Fällen wurde die Blutung als massiv bezeichnet, auf Grund des schnell eintretenden Schocks oder Präschocks, welcher mit Transfusionen behoben wurde. In 31 Fällen konnte Alkoholmißbrauch nachgewiesen werden und in 6 Fällen bewiesener Salicylicylatmißbrauch. 51 Fälle hatten vor der Blutung Schmerzen im Epigastrium.

Resultat. Das Resultat ist aus **Tabelle 1** ersichtlich.

Tabelle 1. Resultat der Gastrofotografie in 120 Fällen mit Magenblutungen ohne röntgenologische nachweisbare Blutungsquelle

Nachgewiesene Blutungsquelle	66	(55 %)
Wahrscheinliche Blutungsquelle	15	(12,5 %)
Keine Blutungsquelle	39	(32,5 %)

Bei näherem Studium der Gruppe, in welcher die Blutungsquelle nachgewiesen wurde, findet man, daß von den 23 Ulzerationen nur 3 bei Nachprüfung der Röntgenbilder gefunden werden konnten und wahrscheinlich nur deswegen, weil jetzt die genaue Lage bekannt war. In 2 Fällen mit bösartigem Tumor konnte bei Nachprüfung der Röntgenbilder eine Ulzeration vorgefunden werden, aber es lagen keine Anhaltspunkte für eine Malignität vor. In dem einen Falle war die Ulzeration so groß, daß sie auf den Röntgenbildern als Ausbuchtung der Ventrikelwand aufgefaßt worden war. Nur in 4 Fällen mit peptischen Ulzerationen konnte man auf den Gastrofotogafien eine andauernde Blutung sehen. In dem

Tabelle 2. Resultat der Gastrofotografie

	Anzahl Fälle	Gesehen bei Nachprüfung der Röntgenbilder	Blutung gesehen auf Foto	Massive Blutung
Nachgewiesene Blutungsquelle				
Ulzeration	23	(3)	4	9
Akute Ulzeration	4	–	1	1
Multiple Erosionen	24	–	24	10
Varizen	9	–	1	6
Polyp	2	1	2	2
Bösartiger Tumor	4	(2)	3	3
Wahrscheinliche Blutungsquelle				
Verdacht Ulzeration	1	–	–	–
Vereinzelte Erosion	3	–	3	2
Punktförmige Blutungen	7	–	7	4
Verdacht Varizen	2	–	–	1
Polyp	1	–	–	–
Abgestoßene Seidenstruktur	1	–	1	–
Keine Blutungsquelle				
Verdacht Gastritis	16	–	–	3
Deformierung	4	2	–	2
Bösartiger Tumor	1	–	–	–
Normal	18	18	–	2

vorhandenen Material wurde eine massive Blutung ebenso oft von Erosionen wie von akuten und peptischen Ulzerationen verursacht. Die darauf folgende, häufigste Ursache der massiven Blutungen waren Varizen, welche im Fornix ventriculi diagnostiziert wurden, aber nur in einem Falle fand man eine andauernde Blutung im Magen. In den übrigen 8 Fällen kann die Blutung von gleichzeitig vorhandenen, röntgenologisch jedoch nicht nachgewiesenen Ösophagusvarizen verursacht worden sein.

Bei dem Studium der Gruppe, bei der eine wahrscheinliche Ursache der Blutung nachgewiesen worden war, findet man, daß man in keinem Falle diesen Befund bei Nachprüfung der Röntgenbilder verifizieren konnte. Eine massive Blutung trat in 2 von 3 Fällen bei vereinzelten Erosionen auf.

In der Gruppe, in welcher keine Ursache der Blutung nachgewiesen werden konnte, ist auch ein Fall mit einem bösartigen, submukösen Tumor an der Kardia. Sowohl bei der Röntgenuntersuchung als auch bei der Gastrofotografie sah man eine leichte Deformierung der Kardia, welche irrtümlich als durch die Hiatushernie des Patienten verursacht aufgefaßt wurde.

Beim Studium der Lokalisation der nachgewiesenen Veränderungen findet man, daß peptische Ulzerationen im Corpus ventriculi und neben Gastroenterostomien

Tabelle 3. Lokalisation in dem Magen von nachgewiesenen Veränderungen

	Canalis pyloricum	Korpus	Fornix	Nahe Gastroenterostomie
Ulzeration	2	9	3	9
Verdacht Ulkus	–	1	–	–
Akute Ulzeration	2	1	–	1
Multiple Erosionen	–	14	9	1
Vereinzelte Erosionen	–	2	1	–
Punktförm. Blutungen	2	4	1	–
Varizen	–	–	9	–
Verdacht Varizen	–	–	2	–
Polyp	2	1	–	–
Bösartiger Tumor	1	2	1	1
Deformierung	3	1	–	–
Anzahl	12	35	26	12

oft schwer bei Röntgenuntersuchungen nachzuweisen sind. Der Fornix ventriculi ist ein röntgenologisch schwer erfaßbares Gebiet und beinahe ein Drittel der nachgewiesenen Veränderungen haben diese Lokalisation.

Die Gastrofotografie soll innerhalb von 5 Tagen ausgeführt werden und die Möglichkeit, die Blutungsquelle nachzuweisen, verringerte sich von 88 % innerhalb der 5 Tage auf 24 %, wenn die Zeit nach Beginn der Blutung 15 Tage überschritt.

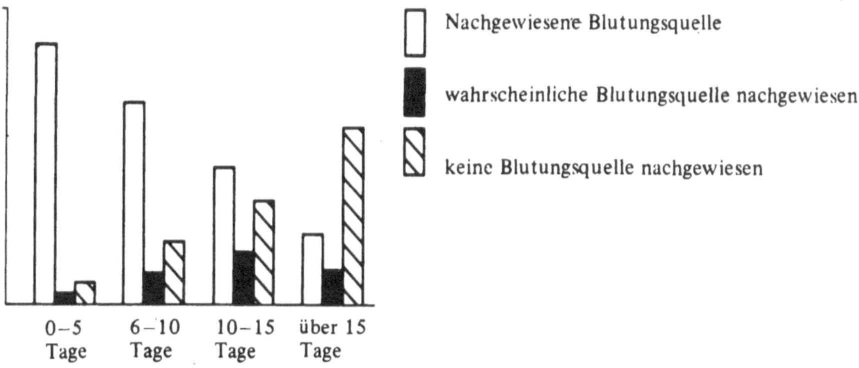

Abb. 1. Resultat der Gastrofotografie in Verhältnis zu vergangenen Tagen seit Beginn der Blutung

Diskussion. Um mit Sicherheit eine Blutungsquelle nachzuweisen, wird gefordert, daß eine von der krankhaften Veränderung ausgehende Blutung studiert wird, oder daß ein Blutgerinnsel, welches an diese Veränderung adherent ist, nachgewiesen wird. In dem Material sind peptische Ulzerationen, akute Ulzerationen, multiple Erosionen, Varizen und maligne Tumoren als nachgewiesene Ursache der Blutung beurteilt worden, auch wenn keine Blutung gerade stattfand. Vereinzelte Erosionen sind trotz stattfindender Blutung nicht in allen Fällen als verifizierte Blutungsquelle beurteilt worden. Einzelne Erosionen im Ventrikel können gleichzeitig mit einem blutenden Duodenalulkus vorkommen. Sind mehr als 5 Tage seit Beginn der Blutung vergangen, können einzelne Erosionen auch ein Restzustand nach mehr massiven Erosionen sein und sind folglich als wahrscheinliche Ursache der Blutung aufgefaßt worden.

Punktförmige Blutungen in einer gastritisch veränderten Magenschleimhaut sieht man oft bei peptischen Ulzerationen (SCHINDLER). Solche punktförmigen Blutungen in einer gastritisch veränderten Schleimhaut sind in dem Material in 3 Fällen vorhanden. In 2 Fällen sah man sie in einer atrophischen Schleimhaut. In 2 Fällen fand man punktförmige Blutungen im ganzen Magen in einer vollkommen normalen Schleimhaut, welches als Teilsymptom einer Purpura abdominlis aufgefaßt wurde. In diesem Material sind punktförmige Blutungen als wahrscheinliche Ursache der Blutungen aufgefaßt worden. Polypen oder Polyposis ohne andauernde Blutung sind als wahrscheinliche Ursache der Blutung aufgefaßt worden. In einem Falle wurde eine Abstoßung der Seidensutur in einer Gastroduodenostomie mit Taschenbildung und kleinen Blutungen nachgewiesen. Hier wurde die Fremdkörperreaktion als wahrscheinliche Ursache der Blutung beurteilt.

Literatur

[1] SCHINDLER, R.: Gastroscopy, The endoscopic study of gastric mucosa (1951).

Untersuchungen mit der sog. blinden und gezielten Magenfotografie

W. ZIMMERMANN

Seit dem Jahre 1966 werden an unserer Klinik Untersuchungen des Magens mit der Gastrokamera durchgeführt. Es wurden die beiden Typen GT-V und GTF-A verwendet.

Wir führten 61 Untersuchungen mit der Gastrokamera (GT-V) und 196 Untersuchungen mit der Gastrokamera mit Fibroskop (GTF-A) durch. Es wurden alle Patienten untersucht, bei denen sich am Magen ein unklarer röntgenologischer Befund fand, oder bei denen eine Diskrepanz zwischen dem klinischen Erscheinungsbild und dem Röntgenbefund vorhanden war. Außerdem wurden 19 Patienten mit einer histaminrefraktären Anazidität unter Sicht gastroskopiert.

Das Alter der Patienten war zwischen 16 und 85 Jahren.

Untersuchungsvorbereitung. 15 Minuten vor Untersuchungsbeginn erhielten alle Patienten 1 Ampulle Atropin und 1 Ampulle Acabel compositum intramuskulär. Vegetativ labile Patienten bekamen zusätzlich 10 mg Valium oder 10 mg Psyquil intramuskulär.

Die Rachenanästhesie wurde mit 1 %iger Pantokainlösung durchgeführt.

Die Einführung des Instrumentes erfolgte in linker Seitenlage. Die unterschiedliche Sondenstärke der beiden Gastrokameratypen war für das Einführen des Instrumentes ohne Bedeutung.

Untersuchungsbefunde mit der Gastrokamera **(Abb. 1).** Die Untersuchung mit der Gastrokamera ergab in 17 Fällen einen Normalbefund. 22 Patienten hatten Ulzera. Bei 13 Patienten war ein frisches tiefgreifendes Geschwür nachweisbar, bei 2 Oberflächenulzera und bei 7 Patienten Ulkusnarben.

In 7 Fällen wurde ein maligner Befund diagnostiziert. 8 Patienten wiesen die makroskopischen Zeichen einer Gastritis auf. Unterteilt man diese makroskopischen Gastritisfälle nach den Kriterien wie sie SAKITA in Anlehnung an SCHINDLER angegeben hat, so war in 4 Fällen eine Oberflächengastritis, in 2 Fällen eine hypertrophe und in ebenfalls 2 Fällen eine atrophische Form nachweisbar.

Bei 6 Patienten mit einem Zustand nach 2/3-Resektion nach Billroth II konnte ein Anastomosenulkus und eine Karzinommetastase gefunden werden. In einem Fall waren zahlreiche Polypen erkennbar.

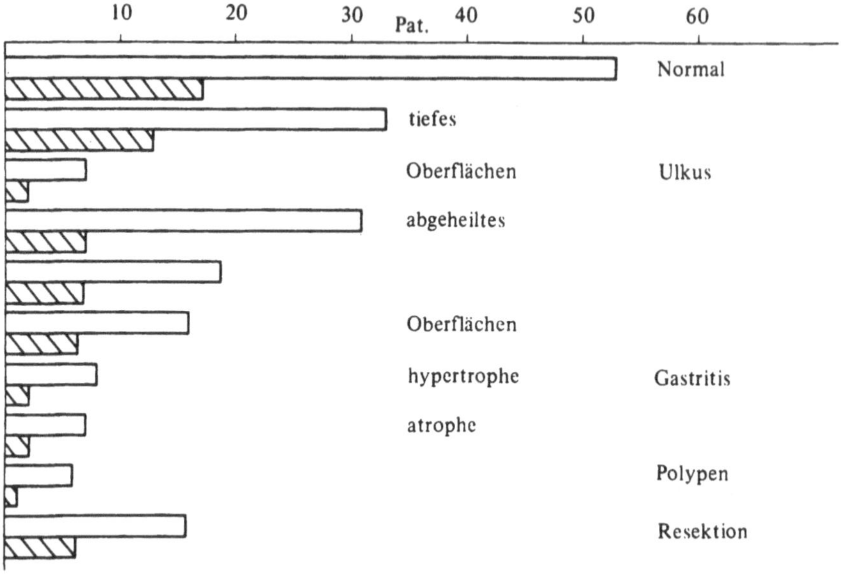

Abb. 1. Untersuchungsbefunde mit der Gastrokamera und der Gastrokamera mit Fibroskop

Die Untersuchung von 196 Patienten mit der Gastrokamera mit Fibroskop erbrachte folgendes Ergebnis: In 53 Fällen war ein Normalbefund zu erheben, 71 Patienten hatten Ulzera, davon waren in 33 Fällen frische tiefgreifende Ulzera, in 7 Fällen Oberflächenulcera und bei 31 Patienten abgeheilte Geschwüre zu finden. Maligne Tumoren waren bei 19 Patienten nachweisbar.

Gastritische Veränderungen der Schleimhaut waren bei 31 Untersuchungen festzustellen. Die Unterteilung nach den bereits erwähnten Kriterien ergab folgendes Bild: Bei 16 Untersuchungen war eine Oberflächengastritis, in 8 Fällen eine hypertrophe Gastritis und in 7 Fällen eine atrophische Gastritis zu diagnostizieren. Schleimhautpolypen in verschiedener Zahl waren bei 6 Patienten zu finden.

Bei 16 Patienten mit Zustand nach 2/3-Resektion nach Billroth II war in 2 Fällen ein gutartiges Anastomosenulkus, in 1 Fall eine Karzinommetastase festzustellen.

Diskussion: Betrachtet man die Ergebnisse beider Untersuchungsverfahren des Magens, so waren in 27 % bei der Gastrokamera und in 32 % bei der Gastrokamera mit Fibroskop Normalbefunde zu erheben.

Bei 71 mit der Gastrokamera mit Fibroskop diagnostizierten Ulzera war der Prozentsatz der Fehldiagnosen 5,7 %. Dagegen betrug die Quote der Fehldiagnosen der mit der Gastrokamera diagnostizierten Ulzera 13,2 %. Dieser Prozentsatz setzt sich folgendermaßen zusammen: In 4,4 % wurden Ulzera übersehen, die dann bei einer weiteren gastroskopischen Untersuchung oder durch die Operation gefunden wurden. Der Rest von 8,8 % waren Karzinome, die als Ulkus fehlgedeutet wurden.

Die Diagnostik der malignen Tumoren erbrachte mit der Gastrokamera mit Fibroskop in 21 % ein falsches Ergebnis und mit der Gastrokamera in 28,6 % **(Abb. 2)**. Ein Teil der Fehldiagnosen ergab sich bei beiden Untersuchungsverfahren durch benigne Befunde, die als maligne entartet angesehen wurden.

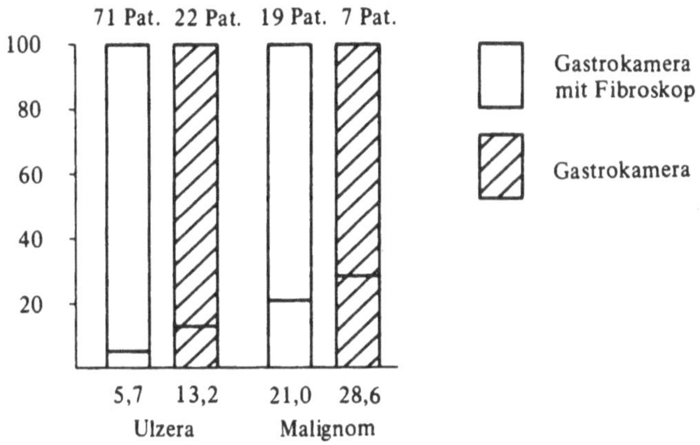

Abb. 2. Fehldiagnosen mit der Gastrokamera und der Gastrokamera mit Fibroskop bei Ulzera und malignen Tumoren

Eine Bestätigung der Diagnosen erfolgte durch histologische Untersuchung.

Die Untersuchung von 19 Patienten mit histaminrefraktärer Anazidität erbrachte keine malignen Schleimhautveränderungen.

Die Einteilung der Gastritis wurde wie bereits erwähnt nach makroskopischen Kriterien vorgenommen. Eine histologische Untersuchung wurde nur bei einem Teil der Fälle vorgenommen. Es können deshalb keine genauen statistischen Angaben bezüglich Übereinstimmung zwischen dem mikroskopischen und dem makroskopischen Befund gemacht werden. Der Prozentsatz der Übereinstimmung entspricht ungefähr den Angaben der Literatur. Es fand sich demnach lediglich bei der atrophischen Gastritis eine weitgehende Übereinstimmung der Befunde, dagegen waren bei den anderen Gastritisformen erhebliche Diskrepanzen zu finden.

Die Untersuchung des Magens unter Sicht bietet dem Untersucher die Möglichkeit, Störungen der Motilität zu erkennen und diagnostisch zu verwerten. Bei der Untersuchung mit der Gastrokamera ist eine Beurteilung der Motilität nur indirekt möglich.

Die Darstellung des gesamten Magens ist mit der Gastrokamera Typ GT-V nur in einem Teil der Fälle möglich, weil es häufig nicht gelingt, die Kardia fotografisch zu erfassen. Die Gastrokamera mit Fibroskop dagegen ermöglicht es bei fast allen Untersuchungen ohne Schwierigkeit, die Kardia einzustellen und zu fotografieren. Die Untersuchung mit der Gastrokamera erfordert im Gegensatz zur Untersuchung mit der Gastrokamera mit Fibroskop einen geringeren zeitlichen Aufwand. Es muß dabei aber nach unseren Erfahrungen mit einer größeren Zahl an Fehldiagnosen gerechnet werden.

Literatur

[1] OSHIMA, H.: Über die Magendiagnostik mit „Gastrokamera mit Fibroskop". Methodik und klinische Bedeutung. Med. Klin. **62,** 667 (1967).

Gastrokamera-Untersuchung in der Praxis

G. VOLKHEIMER

Welche Chancen hat die Gastro-Fotografie mit der Gastrokamera in der Praxis? Mit der GTF-A ermöglicht sie vor allem eine technisch einfache *Dokumentation* der gastroskopisch erkannten lokalisierten Veränderungen. Ihr Wert für die Praxis liegt in der Möglichkeit, das Gesehene in Ruhe betrachten und interpretieren zu können. Dies gilt besonders für die Differential-Diagnose: Ulkus ; Karzinom, benigner oder maligner Prozeß, dann auch für die Interpretation erosiver Veränderungen und für die Diagnostik von eben beginnenden malignen Schleimhautprozessen. Für die Diagnostik der diffusen, der chronisch-entzündlichen Veränderungen darf der gastrofotografische makroskopische Aspekt nicht herangezogen werden. Die Diagnose der chronischen Gastritis, auch der chronisch-atrophischen Gastritis sollte der Histologie überlassen werden.

Die Verwendung der GTF-A in der Praxis hat nur Vorteile, keine Nachteile. Sie ergänzt die gastroskopische Inspektion in idealer Weise. Hindernis für ihre Verbreitung in der Kassenpraxis ist, daß z. Zt. noch keine Gebührenordnungs-Position für die Filmberechnung besteht. Für das nächstfolgende Modell wünscht man sich ein um etwa 8 cm länger konstruiertes Gerät, und einen längeren Film mit mindestens 40 Aufnahmen.

Zur „gerichteten", ungezielten Gastro-Fotografie mit dem Modell GT-Va:

Vorteile: das kleinkalibrige Gerät ermöglicht häufige Kontrolluntersuchungen ohne wesentliche Belästigung des Patienten. Die Anwendung der GT-Va in der Praxis würde ich z. Zt. limitieren auf:

Kontrolluntersuchungen bei Ulcus ventriculi,
Kontrolluntersuchungen bei erosiven Gastropathien,
Kontrolluntersuchungen beim operierten Magen.

Die GT-Va kann auch gute Dienste leisten in den seltenen Fällen, wo die Einführung der GTF-A nicht möglich ist, sowie bei alten Patienten.

Nachteile der GT-Va: der Film könnte länger sein, 40 – 50 Aufnahmen halte ich für wünschenswert. Eine Anzahl der Bilder ist nicht verwertbar, weil die Magenwand dem Gerät anliegt. Dies ändert sich bei zunehmender Erfahrung mit der GT-Va. Demgegenüber kommen bei der GTF-A Fehlbelichtungen nicht vor.

Der Internist mit gastroenterologischen Ambitionen wird für die intragastrale Fotografie die GTF-A verwenden.

Literatur

[1] KUROKAWA, T.: Carcinoma of the Stomach in the early Phase. Nakayama Shoten Co., Tokyo (1967).

[2] KURU, M.: Atlas of early Carcinoma of the Stomach. Nakayama Shoten Co., Tokyo (1967).

[3] OSHIMA, H.: Verschiedene Modelle der Gastrokamera und ihre Anwendung. Acta medicotechnica **16**, 450–453 (1968).

[4] OSHIMA, H.: Allgemeine Grundlagen der Diagnostik von Magen-Frühkarzinom mit der Gastrokamera. Dtsch. med. Wschr. **94**, 2440–2442 (1969).

[5] OSHIMA, H.: Vergleich der Gastrokamera-Untersuchung mit der Gastroskopie. Dtsch. med. Wschr. **95**, 346–347 (1970).

[6] SHIRAKABE, H.: Atlas of X-Ray Diagnosis of early gastric Cancer. Igaku Shoin Ltd., Tokyo (1966).

3. Sogenannte gezielte Magenfotografie

Die Ergebnisse von tausend Untersuchungen mit der Gastrokamera mit Fiberskop

A. BISGAARD und I. RAHBEK

In Kopenhagen hat man in den letzten 1 $^1/_2$ bis 2 Jahren die Gastrokamera kombiniert mit Fibergastroskop (Modell GTF-A) in mehreren Hospitalsabteilungen angewandt.

Dieses Material umfaßt die ersten Resultate mit diesem Gerät von 3 gastroenterologischen Abteilungen in Kopenhagen (Bispebjerg Hospital, afd. A, Rigshospitalet, afd. C, Sct. Elisabeth, med. afd.).

Wir haben Patienten mit positivem Röntgenbefund, mit Röntgennegativer Dyspepsie, mit Achlorhydrie und einen Teil der Patienten mit Sequelae nach Magenoperationen untersucht.

Wir haben unseren Vergleich zwischen den Röntgen- und den Resultaten der Gastrokamera-Untersuchungen vorgenommen, basierend auf den Erstuntersuchungen. Alle Gastrokamera-Filme sind, ohne Kenntnis der Krankengeschichte des Patienten, blind beurteilt worden.

Es sind im ganzen 934 Patienten untersucht worden. Die Untersuchungen sind durchgehend leicht ausführbar und nur mit geringer Unannehmlichkeit für die Patienten verbunden gewesen. Es gab keine ernsten Komplikationen, ebenso keine Perforationen. Die ältesten Patienten waren 88 Jahre. 1/5 waren über 70 Jahre.

Das Material umfaßt 934 Fälle **(Abb. 1)**. 67 Patienten hatten Magenkrebs, 227 verschiedene Unannehmlichkeiten nach der Magenoperation, 257 hatten ein Magengeschwür und 383 andere gutartige Änderungen oder einen normalen Magenbefund.

Es gab 67 Patienten mit Magenkrebs, während der Operation oder bei der Autopsie verifiziert **(Abb. 2)**. Bei der ersten Untersuchung dieser Patienten zeigte die Röntgenuntersuchung in 32 Fällen die Diagnose „Krebs“ und in 17 Fällen „Krebsverdacht“, insgesamt 49 Fälle.

Bei der Gastrokamera-Untersuchung war die Diagnose in 55 Fällen Krebs und in 6 Fällen Krebsverdacht, also im ganzen 61 Fälle.

Es waren somit 18 Patienten, bei denen die Röntgenuntersuchung überhaupt kein Karzinomverdacht zeigte. Von diesen wurden 12 als Geschwür diagnostiziert.

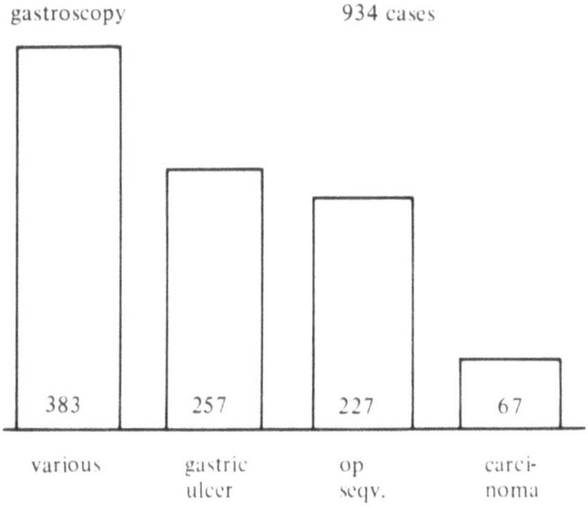

Abb. 1

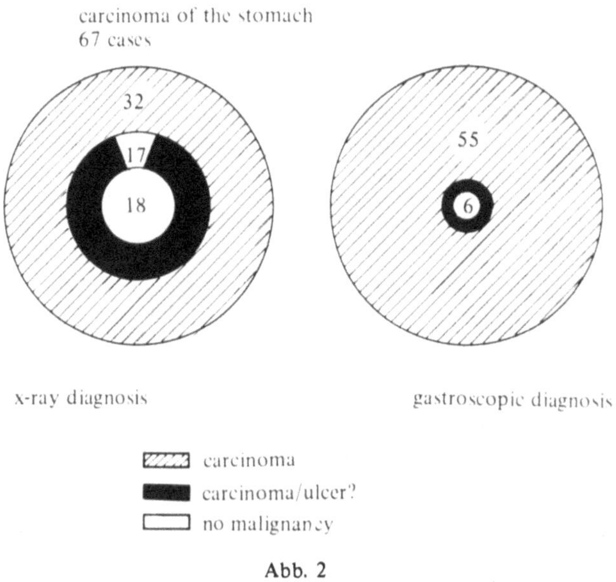

Abb. 2

10 von diesen zeigten bei der Gastroskopie einen ulzerierenden Tumor, während 2 erst bei der Operation diagnostiziert wurden. 6 Krebspatienten hatten einen normalen Röntgenbefund des Magens, alle 6 wurden erst bei der Gastrokamera-Untersuchung diagnostiziert.

2 Patienten mit normalem Gastrokamerabefund wurden operiert, da die Röntgenuntersuchung und die übrigen Untersuchungen einen starken Verdacht auf

Malignität ergaben, welcher bei der Operation bekräftigt wurde. In 2 Fällen konnte das Gastroskop wegen großer Tumoren im Fundus nicht eingeführt werden, aber hier war kein Zweifel an der Diagnose.

Bei der Röntgenuntersuchung übersah man deshalb 18 von 67 Karzinomen, bei der Gastrokamera-Untersuchung 6 und bei der Kombination von beiden Untersuchungen 2 von 67 Magenkarzinomen.

Bedeutendes Interesse knüpft sich an die Patientengruppen, wo eine von den Untersuchungen die Diagnose Krebs oder Verdacht auf Krebs ergab **(Abb. 3)**.

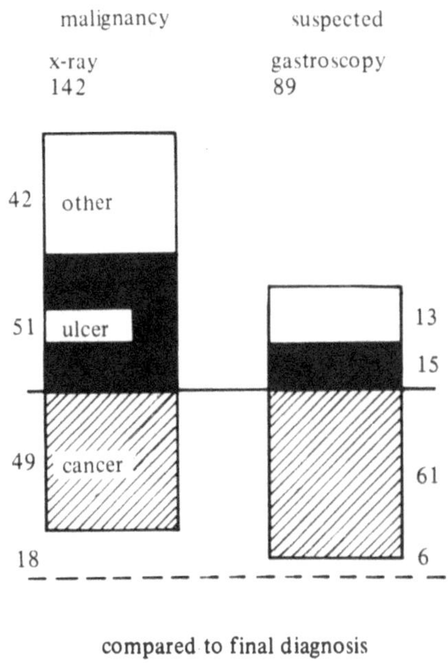

Abb. 3

Bei der Röntgenuntersuchung drehte es sich insgesamt um 142 Patienten. Von diesen hatten nur 48 wirklich ein Karzinom, das sind 34 %. Die Gastrokamera-Untersuchung ergab bei 89 Patienten einen Karzinomverdacht, wovon 61 Patienten (69 %) ein Karzinom hatten. Daraufhin lehnte man den Krebsverdacht bei 65 Patienten ab und konnte außerdem 12 Krebsfälle bei Gastrokamera-Untersuchungen diagnostizieren.

Im ganzen hatten 257 Patienten ein Magengeschwür **(Abb. 4)**. Hiervon wurden 175 bei der ersten Röntgenuntersuchung gefunden, 190 bei der Gastrokamera-Untersuchung, der Rest bei wiederholten Untersuchungen oder bei der Operation.

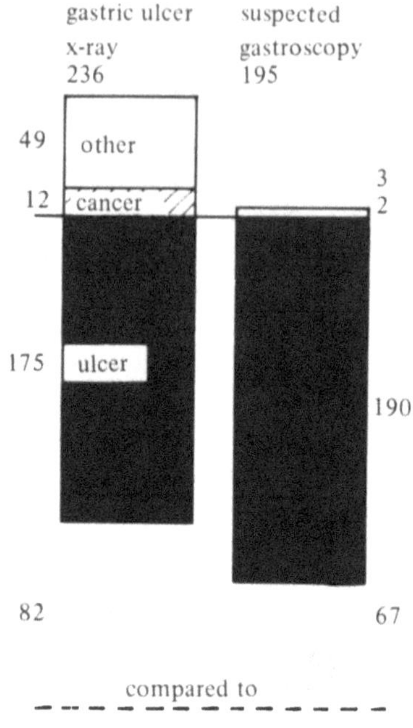

Abb. 4

Bei weiteren 61 Patienten war die Röntgendiagnose Ulkus fehlerhaft. 12 hatten ein Karzinom und 49 andere benigne Veränderungen, die röntgenologisch einem Geschwür sehr ähnlich sahen. Bei der Gastroskopie waren 5 Patienten, wo die Diagnose fehlerhaft Ulkus lautete. Von diesen hatten 2 ein Karzinom.

Wir haben *im ganzen Material* keine Möglichkeit gehabt, einen Vergleich zwischen den Resultaten der primären Gastroskopien und den aufgenommenen Gastrofotos zu ziehen. Außer, daß wir bei den aufgenommenen Gastrofotos eine ausgezeichnete Dokumentation der Gastroskopiebefunde erhielten, haben wir vor allem ein wertvolles selbständiges Material bekommen, welches vor der endgültigen Diagnose diskutiert werden kann.

Es ist unser bestimmter Eindruck, daß die Gastrofotos die größte Sicherheit bei der Diagnose von kleinen Schleimhautveränderungen, die oft erst bei dem Durchsehen der Gastrofilme korrekt diagnostiziert wurden, leisten.

Bei der Anwendung dieser kombinierten Gastrokamera-Untersuchung mit Gastroskopie nach einigen Jahren sind wir sehr begeistert im Hinblick auf die diagnostischen Möglichkeiten. Die Untersuchungen sind leicht und komplikationslos auszuführen. Die Kombination der Röntgenuntersuchung und der Gastrokamera-Untersuchung mit Gastroskopie bedeutet eine präzisere Diagnose von Magenleiden, insbesondere von Magenkrebs zu einem früheren Zeitpunkt im gesamten Krankheitsverlauf.

Bisherige Resultate der Frühkarzinom-Diagnostik mit der Gastrokamera

A. BISGAARD und I. RAHBEK

Beim Magenkrebs ist es wie bei jedem anderen Krebs von entscheidender Bedeutung, daß die Diagnose so früh wie möglich gestellt wird.

Unter Frühkarzinom versteht man die Formen, die pathologisch-anatomisch in der Mukosa, evtl. Submukosa lokalisiert sind, aber ohne Durchwachsen der übrigen Schichten. Bei Radikaloperationen dieser Form des Magenkrebses wurden in mehreren großen japanischen Materialien 5-Jahres-Überlebenszeiten von ungefähr 90 % gefunden; dieses steht im Gegensatz zu schlechten Resultaten bei Operation des fortgeschrittenen Magenkrebses.

Im Bispebjerg-Hospital auf der Chirurgischen Abteilung A und im Sct. Elisabeth-Hospital, Medizinische Abteilung in Kopenhagen haben wir seit März 1967 mit der Gastrokamera (GT-V) und mit der Gastrokamera mit Fiberskop (GTF-A) gearbeitet. Es sind bis heute 1 160 Untersuchungen mit Modell GTF-A und 210 mit Modell GT-V ausgeführt worden. Unter diesen haben wir 8 Fälle mit Frühkarzinom gefunden.

Es waren 3 Frauen und 5 Männer mit einer Altersverteilung zwischen 49 und 82 Jahren.

Bei den erwähnten Krankenhäusern wird in der Magendiagnostik routinemäßig die Röntgenuntersuchung des Magens (nicht mit Doppel-Kontrast), die Histamin-Probe (a. m. KAY), Zytologie, Gastrokamera mit Fiberskopie, Gastrokamera-Untersuchung und in ausgewählten Fällen die Biopsie angewandt.

Die Resultate dieser Untersuchungen bei diesen 8 Patienten gehen aus der Tabelle hervor.

Early Gastric Cancer, 8 Patients

Patient No.	X-Ray	Augmented Histamin meq/h	Cytology	Gastroscopy	Camera
1	Normal	0.6	Susp. of Cancer	Cancer	Cancer
2	Ulcer	31.4	Normal	Ulcer	Cancer
3	Ulcer	36.4	Normal	Cancer	Ulcer
4	Normal	30.4	Cancer	Cancer	Cancer
5	Ulcer	18.8	Normal	Ulcer	Susp. of Cancer
6	Ulcer	1.0	Normal	Cancer	Cancer
7	Susp. of Cancer	0	Normal	Cancer	Cancer
8	Ulcer	4.2	Normal	Ulcer	Gastritis

Man sieht, daß die Röntgenaufnahmen bei 2 Patienten normal waren. Es war bei Revision der Bilder nicht möglich, diese Diagnose zu ändern. 5 Patienten hatten Magengeschwüre ohne Malignitätsverdacht; 1 Patient hatte ebenfalls ein Geschwür, wo man trotz allem meinte, daß ein Karzinom am Rande sein könnte.

Das Ergebnis der Histamin-Untersuchung reicht von 0 bis 36,4 meq/h, und es ist auf diese Weise ersichtlich, daß man Frühkarzinome nicht nur bei Patienten mit Hypochlor- oder Achlorhydrie finden kann.

Die zytologische Untersuchung ergibt gleichfalls enttäuschende Resultate mit nur 2 Krebsdiagnosen bei den 8 Patienten. Die Präparate sind alle von demselben Pathologen, der speziell an der Magenzytologie interessiert ist, mikroskopiert worden.

Wie aus der Tabelle hervorgeht, haben wir bei 7 von 8 Patienten eine korrekte präoperative Krebsdiagnose bei der kombinierten Untersuchung mit Gastrokamera mit Fibergastroskop erreicht. Bei 1 Patienten mit sehr schweren gastritischen Veränderungen und einem geheilten Geschwür wurde während der Operation ein 4 x 4 mm großes Mukosa-Karzinom, welches man auf den Gastrokamera-Bildern nicht sehen konnte, gefunden.

Es ist doch unser Eindruck, daß die Kamerabilder die größte Sicherheit bei der Diagnose kleiner Schleimhautveränderungen leisten, z. B. am Rande eines Geschwüres, wo die Gastroskopie zuweilen wegen der optischen Verhältnisse und der Begrenzung der Untersuchungszeit versagt.

KASUISTIK

1. 79jähriger Mann, früher immer gesund, wird mit Hämatemesis eingeliefert. Röntgenuntersuchung des Magens: normal. Gastroskopie und Kamera zeigen eleviertes Geschwür an der vorderen Seite des Angulus. Während der Operation wird ein 3 cm großes Carcinoma adenomatosum et solidum, einige Stellen mit Einbruch in die Submukosa entfernt.

2. 59jähriger Mann mit periodenweiser Ulkusdyspepsie und Schmerzen im Epigastrium innerhalb von 10 Jahren. Die Röntgenuntersuchung zeigt ein präpylorisches Geschwür genau wie die Gastroskopie; aber auf den Kamerabildern sieht man den Geschwürsrand abwärtsgehend unscharf, mit buckliger Schleimhaut darunter. Bei der Operation wird ein 3 cm großes, benigne aussehendes Geschwür gefunden, von dessen Rand 16 Präparate hergestellt werden. In 3 von diesen findet man ein Adenokarzinom in der Mukosa ohne tieferen Einbruch.

3. 49jährige Frau, wegen Erbrechen eingeliefert. Das Röntgenbild zeigt ein Geschwür ohne Malignitätszeichen an der Curvatura minor. Gastroskopie mit Kamera zeigen zackiges Geschwür mit unregelmäßiger, leicht blutender, steifer Schleimhaut ringsherum. Die Mikroskopie während der Operation zeigt keine Malignität, aber bei definitiver Mikroskopie wird ein Sigillo-zelluläres Karzinom in der Schleimhaut um das Geschwür herum gefunden. An 2 Stellen sind Einwüchse in der Submukosa sichtbar, sonst ist es ganz auf der Mukosa lokalisiert.

4. 70jähriger Mann mit 1 Monat andauerndem Erbrechen und Schmerzen im Epigastrium. Röntgenuntersuchung des Magens: normal. Gastroskopie und Kamera zeigen 2 oberflächliche, unregelmäßig begrenzte Geschwüre auf der Vorderwand mit steifer, kleingebuckelter

Schleimhaut darum. Mikroskopie: 4 x 5 cm großes Gebiet mit Adenokarzinom in der Mukosa. und 3 Stellen mit Einwuchs in der Submukosa.

5. 82jähriger Mann mit 9 kg Gewichtsverlust innerhalb von 2 Monaten. Röntgen: Ulcus corporis ventriculi. Bei Gastroskopie mit Kamera wird Verdacht auf Malignität in dem Geschwürsrand, der im untersten Teil unscharf ist, geschöpft. Man findet hier während der Operation ein kleines Gebiet mit einem sigillo-zellulären Karzinom in der Mukosa

6. 71jähriger Mann, wegen Eisenmangel, Anämie und Hypochlorhydrie untersucht. Röntgen zeigte: Magengeschwür. Bei Gastroskopie mit Kamera wurde ein kleines, unregelmäßiges, polypöses Geschwür auf der Vorderwand beim Angulus gefunden. Mikroskopie: undifferenziertes Adenokarzinom in der Mukosa und Submukosa.

7. 77jährige Frau mit fortdauerndem Durchfall, ein halbes Jahr dauernde Müdigkeit und Appetitlosigkeit. Röntgen zeigte ein präpylorisches Geschwür, wo Bösartigkeit nicht auszuschließen war. Gastroskopie mit Kamera zeigten eine präpylorische, gebuckelte, steife, ganz leicht blutende Schleimhaut. Man findet ein 3 x 4 cm großes Adenokarzinom, in der Mucosa lokalisiert, aber zentral mit Einwuchs in der Submukosa.

8. 49jährige Frau mit periodischer Dyspepsie innerhalb von 10 Jahren und 3 kg Gewichtsverlust in 5 Monaten. Die Röntgenuntersuchung zeigte ein ausgeheiltes Geschwür auf der Curvatura major, welches man auch mit Gastroskopie und Kamera sieht. Bei der Operation findet man ein 4 x 4 mm große Infiltration in der Hinterwand. Die Mikroskopie zeigte hier ein Adenokarzinom, nur in der Mukosa lokalisiert.

Die Schlußfolgerung ist, daß die Untersuchung mit Fibergastroskop und Kamera in der Magendiagnostik unentbehrlich ist und daß die Diagnose des frühen Magenkrebses meistens nur mit Hilfe dieser Untersuchung gestellt werden kann.

Fibrogastroscopy and Intragastric Photography (GTF)

Assessment of 250 examinations

D. D. GIBBS

The report relates to examinations with the GTF instrument (gastrocamera with fibroscope) undertaken on 218 patients and repeated on 32 occasions in order to assess changes in appearances.

The ages of the patients examined ranged from 16 to 86. Elderly patients were well represented, 33 being 70 or over, and 6 were more than 80 years old. Difficulty in introducing the intrument was encountered less often in patients over 70 than in younger patients.

The results of examinations are presented in relation to the diagnostic conclusions reached, after routine investigations had been carried out, in addition to fibroscopy and gastric photography.

Table 1

		Repeat Examinations
Failure to pass the fibroscope	16	
Normal appearances	56	
Gastric ulcers (mid stomach)	51	17
Gastric ulcers (antrum)	9	1
Superficial ulcers (radiologically negative)	11	1
Benign lesions other than gastric ulcer	21	4
Postoperative stomach	37	7
Carcinoma	17	2
	218	32

Normal appearances. Fifty-six patients were considered to have normal appearances on fibroscopic examination, and there was no reason from other investigations to conclude that gastric disease was a cause for their symptoms. The area of stomach that could be visualised varied. The angulus and midportion of the stomach were examined satisfactorily in all, and a good view was obtained into the antrum, though not always as far as the pylorus. In 57 % the pylorus was seen in its entirety but in the other patients the pylorus was either hidden from view or only partially seen.

Gastric ulcers in the body of the stomach. Fifty-one patients were examined after radiological demonstration of an ulcer crater on the lesser curve aspect of the stomach. 18 reexaminations were made, usually on one occasion in the same individual, but exceptionally three or more examinations were undertaken, each separated by an interval of treatment. The results in relation to X-ray examinations are given in **Table 2.** Patients in whom superficial ulcerations were seen at fibroscopy but not identified by barium radiology are included.

Table 2. Gastric Ulcers in the Body of the Stomach

		Repeat Examination
X-ray positive Fibroscopy positive	30	15
X-ray negative Fibroscopy positive	11	1
X-ray positive Fibroscopy negative	21	2

When an ulcer lay within range of the intrument precise analysis of its macroscopic features, such as sharpness of edges, prominence of a hyperaemic halo and the shape and character of the base could be assessed directly and in photographs. An indication of depth was sometimes not conveyed as effectively as that provided by the degree of penetration shown radiologically. Diffuse abnormalities in the gastric mucosa of ulcer bearing stomachs were common, particularly in the form of mucosal haemorrhage and contact bleeding.

Due to the absence of an adjustable tip in the GTF model, only about 50 % of ulcers on the lesser curve and posterior wall were visualised. There were 11 patients in whom superficial ulcers were identified fibroscopically which were not apparent radiologically; 3 of these had multiple superficial ulcers.

Benign antral ulcers. Peptic ulcers in the antrum were defined by fibroscopy and photographed in 9 patients. In 2 other patients small malignant ulcers looked similar to peptic ulcers. Special difficulty arose in one of these patients in whom the ulcer appeared to have healed when reexamined and photographed after an interval of two weeks.

Postoperative stomach. Thirty-seven patients had undergone some form of gastric surgery. In 6 patients vagotomy and pyloroplasty had been carried out, and in two of these radiologically unsuspected gastric ulcers were discovered. In 19 patients gastroenterostomy had been performed either with a vagotomy or as part of a Polya resection. The gastric side of the stoma was seen in its entirety in 10 cases and partially in 9. In 2 patients stomal ulcers were identified and in two others there was extensive erosive gastritis with superficial ulceration.

Twelve patients had undergone Billroth I resection and, with only one exception, the stoma was adequaty visualised.

Benign lesions other than peptic ulcers, including diffuse mucosal abnormalities. Twenty-one patients had benign lesions other than peptic ulcer. In addition to haemorrhagic gastritis, among the less common lesions were an adenomyoma of the stomach, a pedunculated polyp unsuspected on X-ray and two patients with multiple polyposis of the stomach.

Carcinoma. Seventeen patients had carcinoma. 4 growths which were suspected radiologically could not be seen because of their proximal situation; 2 were indistinguishable from benign antral ulcers; 1 superficial carcinoma was identified in a patient who presented with haematemesis at a time when X-ray examination was normal; in 10 patients fibroscopy served only to confirm the presence of large growths diagnosed easily by means of radiology.

Conclusion. Within a certain range in the stomach the GTF (gastrocamera with fibroscope) is an effective diagnostic intrument. Because there is no control over the tip, it is mainly an "antroscope" giving excellent views of the distal and mid-stomach, but it does not allow adequate views of the lesser curve proximal to the angulus nor of the cardia or fornix.

A valuable contribution is the facility to take accurate serial photographs of lesions, in order to record changes in response to treatment or during the course of time.

Final comment. The instrument has now been superseded by the GTF-A model, which has a comprehensive range that allows viewing and intragastric photography in all areas of the stomach. If a channel could be incorporated to enable washings to be made of lesions under direct vision and provide material for cytological diagnosis, such an instrument, with the excellent quality of fibroscope and intragastric camera that already exist, could closely approach the requirements of an ideal, universal gastroscope.

Acknowledgement. This communication is based on a joint study by Dr. D. J. PARRY and myself and I am indebted to my colleague for his contribution and permission to report findings.

Ergebnisse mit der gezielten Magenfotografie, Modell GTF und GTF-A

R. Ronský

An der Inneren Abteilung der Fakultätspoliklinik in Prag verwenden wir die Gastrokamera mit Fiberskop GTF und GTF-A 2 1/2 Jahre und inzwischen haben wir 366 Untersuchungen bei 334 Patienten durchgeführt. Die Einteilung der Kranken nach wichtigen Diagnosen gibt die Tabelle an.

		Fibroscopia N		Gastrocamera N	
Carcinoma ventriculi		45		34	
Corporis			14		11
Antri			13		10
Praepyloricum			16		11
Ulcus ventriculi		68		48	
Subcardiale			8		5
Mediogastricum			18		11
Angulare			24		19
Praepyloricum			10		6
Anastomosae			8		7
Polypus ventriculi		12		9	
Resectio ventriculi	B. I	20 (3 x Ulcus, 2 x Ca)		13	
	B. II	19 (1 x Ulcus)		10	
Petechiae		21		12	

Bei 15 Patienten wurden grobe Falten mit einem pseudopolypösen Charakter festgestellt, 11 davon auch mit der Kamera dargestellt. Bei 88 Personen konnten wir bei der Spiegelung keine pathologischen Befunde beschreiben.

Nur bei 16 Patienten, d. h. bei 4,3 %, ist es uns nicht gelungen den Apparat in den Magen einzuführen, hauptsächlich wegen Spasmus im Ösophagus. 16 mal waren wir wegen der Regurgitation aus dem Duodenum, wegen Spasmus im Magenkorpus oder wegen der Hypersekretion verhindert, einen verläßlichen Befund festzustellen.

Zu der Untersuchung in unserer Abteilung werden Patienten aus Prager Krankenhäusern und ärztlichen Ordinationen geschickt. Die häufigste Indikation zur Magenendoskopie ist ein Verdacht auf einen Magentumor, ein Magenulkus, ein Befund eines unregelmäßigen Reliefs und Beschwerden nach Magenoperation.

Gerade in diesen Fällen haben wir bei der Spiegelung mit dem Fiberskop GTF und GTF-A die guten Erfahrungen gesammelt.

Die Aufnahmen mit der Gastrokamera nehmen wir gezielt vor und zwar überall dort, wo ein pathologischer Befund festgestellt wird, bei unklaren Bildern bei der Spiegelung, bei der Diskrepanz zwischen der Endoskopie und dem Röntgenbefund und bei allen Patienten nach der Magenoperation. Von 366 Fiberskopieuntersuchungen wurden gleichzeitig in 193 Fällen die Aufnahmen gemacht; bei 29 Personen konnten die Bilder wegen technischer Fehler nicht ausgewertet werden. Es handelte sich meistens um Untersuchungen, welche wir zu Beginn unserer Erfahrung mit diesem Instrument gemacht haben.

Den großen Vorteil der gleichzeitigen Untersuchung mit der Kamera während der Magenspiegelung sehen wir darin, daß sie ermöglicht:

1. objektive Dokumentation eines optischen Befundes,

2. Vergleich des Befundes und seiner Entwicklung bei wiederholten Untersuchungen in einem gewissen zeitlichen Abstand,

3. die Konfrontation des endoskopischen Befundes mit dem röntgenologischen oder chirurgischen Befund,

4. die intragastrische Fotografie ermöglicht durch ihren größeren fotografischen Winkel – 80° – im Vergleich mit dem optischen Winkel – 55° bei der Spiegelung – ein breiteres Gesichtsfeld.

5. Die fotografische Dokumentation ist sowohl für Medizinstudenten als auch für die postgraduelle Ärztefortbildung sehr wertvoll.

Die Gastrokamera bietet große Verwendungsmöglichkeiten in der Diagnostik des Magengeschwürs, des Magenkarzinoms, der Polypen, bei Erfassungen der Befunde im Bereiche der Anastomose und bei Magenblutungen. Die charakteristischen Befunde wurden in Form der Diapositive dargestellt.

Wenn wir das ältere Instrument GTF mit dem Modell GTF-A vergleichen, dann können wir eindeutig einen viel ausgedehnteren Bereich der diagnostischen Möglichkeiten des neueren Instruments bestätigen. Das gilt für die Spiegelung des Ausgangsteiles des Magens und besonders für die Untersuchung der subkardialen Gegend.

Unsere Erfahrungen bestätigen die früheren Arbeiten japanischer und deutscher Kollegen über die hohe Qualität und den großen diagnostischen Wert der Gastrokamera mit Fiberskop GTF und GTF-A für die endoskopische Diagnostik der Magenkrankheiten.

Gezielte endoskopische Gastrofotografie

R. Ottenjann und O. Stadelmann

Die Geschichte der Gastroskopie hat seit den sechziger Jahren des vorigen Jahrhunderts, als es Müller, einem Assistenten Kussmauls, in Freiburg gelang, ein Endoskop in den Magen vorzuschieben [2] im wesentlichen zwei Höhepunkte erlebt, nämlich die Entwicklung des halbflexiblen Gastroskops mit konventioneller Optik durch Wolf und Schindler und die Einführung der Fiberglasoptik für vollflexible Instrumente durch Hirschowitz im Jahre 1957. Bemühungen, das Mageninnere zu fotografieren, gehen bis vor die Jahrhundertwende zurück. Die ersten Farbbilder aus dem Magen konnte N. Henning im Jahre 1938 demonstrieren. Die Gastromikrokamera, deren Wert und Bedeutung dieses Seminar aufzeigen soll, wurde erst im Jahre 1950 durch Uji vervollkommnet und danach im größeren Umfang eingesetzt.

Gastrofotografie. Die Entwicklung ist nicht bei dem Fibergastroskop und auch nicht bei der Gastrokamera stehengeblieben. Beide wurden in einem Instrument kombiniert (Modell GTF-A), um die Nachteile der blinden Fotografie auszugleichen und zusätzliche Informationen durch die endoskopische Inspektion zu gewinnen. Ein weiterer wesentlicher Schritt war die Entwicklung von außen dirigierbarer Instrumente. Der krönende Abschluß war – so scheint es uns – die Konstruktion von Fibergastroskopen mit Instrumentierkanal, die endogastrales Instrumentieren und insbesondere gezielte Gewebsentnahme ermöglichen. Unsere Auffassung über Wert und Bedeutung der verschiedenen aufgezählten Instrumente in der Magendiagnostik soll folgende Tabelle demonstrieren, die über die Untersuchungsfrequenz mit den diversen Instrumententypen an unserer Klinik

Jahr	Fiberskop mit Kamera	Fiberskop mit Zange	Gastrokamera	Gesamtzahl der Gastroskopien
1966	163	Ø	15	258
1967	315	29	31	500
1968	483	466	2	827
1969 (einschl. Mai)	169	285	Ø	395

Untersuchungsfrequenz mit verschiedenen Instrumententypen an der Medizinischen Universitätsklinik in Erlangen in den Jahren 1966 bis 1969. Untersuchung mit dem halbflexiblen Gastroskop „Universal“ wurden nicht gesondert aufgeführt, sie sind in der Gesamtzahl der Gastroskopien enthalten.

in den letzten Jahren unterrichtet. Diese Zahlen mögen zudem insofern gleichsam als Alibi fungieren, als sie es gestatten, unsere Erfahrung abzuschätzen. Eine Reihe von ungewöhnlichen oder selteneren Befunden, die mit dem halbflexiblen Gastroskop „Universal" und Außenkamera (Fa. Storz, Tuttlingen) oder mit dem Fibergastroskop der Fa. Olympus (Modell GTF-A) fotografiert wurden, mögen gleichsam in Form eines endoskopischen Kaleidoskops unsere Ergebnisse mit der endoskopischen Gastrofotografie aufzeigen. Auf technische Einzelheiten soll hier ganz bewußt nicht eingegangen werden, da die Endofotografie des Magens mit den Instrumentenkombinationen, die heute angeboten werden, keine besonderen Erfahrungen und Kenntnisse voraussetzt.

Gezielte endoskopische Gastrobiopsie. Endoskopie und Endofotografie sind nur zwei diagnostische Valenzen moderner Fibergastroskopie. Die diagnostische Potenz wird damit – unserer Überzeugung und Erfahrung nach – nicht ausgenutzt. Die gezielte Probeexzision – sie ist heute tatsächlich und ohne Risiko möglich [5] – hilft nicht nur, 1. maligne von benignen Ulzera zu unterscheiden, 2. die histologische Struktur proliferierender oder infiltrierender Prozesse präoperativ zu erkennen und als Befunde dem Chirurgen vorzulegen, sondern ermöglicht es 3. auch, seltenere, einer konservativen Therapie zugängliche Prozesse, die malignen Veränderungen sehr ähnlich sehen, zu erkennen. Wir denken hier vor allem an proliferierende und stenosierende granulomatöse Entzündungen bei Tuberkulose, Sarkoidose, Enteritis regionalis des Magens und der eosinophilen Gastritis. Die Tatsache, daß die weitaus überwiegende Zahl dieser bisher publizierten Erkrankungsfälle unter der auch endoskopisch gestellten Fehldiagnose „stenosierendes Karzinom" operiert wurden [4], ist ein Argument für die Notwendigkeit der gezielten Gastrobiopsie. Daß die pathologischen Prozesse, die das Bild von Riesenfalten erzeugen, häufig durch endoskopische Probeexzision erkannt werden können, sei nur am Rande vermerkt [3].

Zur Frühdiagnose des Magenkarzinoms. Das Fibergastroskop ist für die generelle Frühdiagnose des Magenkarzinoms ungeeignet. Der zeitliche, personelle und finanzielle Aufwand für ein Screening mit dem Fibergastroskop steht in keinem Verhältnis zu der Zahl kurabler Magenkarzinome, die auf diese Weise entdeckt werden können. Nach den viel zitierten und von Ariga [1] publizierten Ergebnissen von Screening-Untersuchungen mit der Gastrokamera in Japan entfielen auf 100 000 Untersuchungen etwa 30 kurable Frühkarzinome. Wenn man berücksichtigt, daß in Westdeutschland die Mortalitätsrate an Magenkarzinom nur etwa halb so groß ist wie in Japan [6], so darf man annehmen, daß bei 100 000 Untersuchungen keineswegs mehr als 15 kurable Karzinome erwartet werden können. Das sind 1 bis 2 Fälle pro 10 000 Untersuchte. Wenn man die Kosten für eine Gastrokamera-Untersuchung auf – niedrig gerechnet – 20,– DM schätzt, so ergibt sich für die Entdeckung eines Frühkarzinoms der Kostenaufwand von etwa

150 000,– DM. Diese finanzielle Seite eines noch so begrüßenswerten Bemühens um die Frühdiagnose des Magenkarzinoms muß beachtet werden.

Zusammenfassung. Ein Screening mit der Gastrokamera zur generellen Frühdiagnose erscheint uns daher nicht praktikabel. Was wir brauchen, ist ein leistungsfähiger, zuverlässiger Screening-Test, der eine kleine Gruppe von Probanden auszuwählen gestattet, bei der der Einsatz des Fibergastroskops mit all seinen diagnostischen Potenzen aus zeitlichen, personellen und finanziellen Gründen gerechtfertigt erscheint.

Literatur

[1] ARIGA, K.: National survey of mass screening in Japan up to 1963. Gastric cancer **4**, 90 (1964) (jap.).
[2] HEILMEYER, L.: Geleitwort zu „Atlas der Laparoskopie“, hrsg. von K. BECK. Schattauer Verlag, Stuttgart (1968).
[3] OTTENJANN, R. u. M. HECKEL: Gezielte endoskopische Gastrobiopsie bei Riesenfalten der Magenschleimhaut. Dtsch. med. Wschr. **90**, 1510 (1965).
[4] PRESENT, D. H., A. E. LINDNER and H. D. JANOWITZ: Granulomatous diseases of the gastrointestinal tract. Ann. Rev. **17**, 243 (1966).
[5] STADELMANN, O., K. ELSTER, Ph. H. CHI u. R. OTTENJANN: Ergebnisse endoskopischer Gastrobiopsie. Dtsch. med. Wschr. **94**, 830 (1969).
[6] WYNDER, E. L., L. HYANNS and T. SHIGEMATSU: Correlations of intranational cancer death rates. Cancer **20**, 113 (1967).

Ergebnisse der Karzinomdiagnostik mit der Gastrokamera GTF-A

H. J. WIENDL und A. PIGER

Angeregt durch einen japanischen Gastkollegen haben wir vor nunmehr drei Jahren die Untersuchung mit der Gastrokamera in unserer Klinik eingeführt, als dies Gerät in Deutschland noch verhältnismäßig wenig bekannt war. Anfangs benützten wir den Typ GTF, später die verbesserte GTF-A mit abzuwinkelnder Optik.

Bei rund 600 Untersuchungen haben wir – ergänzend zur selbstverständlich notwendigen Röntgenuntersuchung – in der Diagnostik der Magenerkrankungen so gute Erfahrungen machen können, daß hierüber kurz berichtet sei. Technik des Gerätes, Untersuchungsgang, allgemein die Vorzüge der Gastrokamera sind bereits ausführlich abgehandelt worden, und wir möchten uns hier auf die Darstellung unserer Ergebnisse beschränken.

Tabelle 1. Allgemeine Übersicht über die Diagnosehäufigkeit
592 Untersuchungen mit der Gastrokamera bei 552 Patienten

	Gesamtzahl	davon im vorop. Magen	
Karzinom	107	8	
Kardiastenosen	32		davon 28 als Ca. anderweitig bestätigt
Ulcus ventriculus	94	22	
Polypen	15		
Riesenfalten	11	1	
Seltene Befunde	10	1	
Gastritis, morpholog. faßbare Formen	70	10	davon in 90 Fällen röntgend. Karzinom
o. B.	195	44	od. v. a. Karzinom diagnostiziert
Untersuchung nicht möglich	18		
	552	86	

Mehrere spezielle Indikationen haben uns im Laufe der Zeit die Untersuchung mit der Gastrokamera als notwendig erscheinen lassen, von denen als wichtigste zu nennen sind: die Diagnose des Magenkarzinoms unter besonderer Berücksichtigung der Früherkennung, die Differentialdiagnose Ulkus: exulzeriertes Karzinom und die weitere Abklärung falsch positiver Röntgenbefunde. Weitere Indikationsstellungen, wie die Kontrolle konservativ behandelter Ulzera, die Abklärung von Befunden am resezierten Magen, die Beobachtung und Kontrolle von nicht gleich operierten Polypen seien in diesem Referat nicht berücksichtigt.

Insgesamt wurde 107 mal die Diagnose Karzinom gestellt. Bei 32 weiteren Patienten gelang es wegen eines unüberwindlichen Widerstands an der Kardia nicht, in den Magen vorzudringen. Die Erfahrung bei diesem Krankengut hat gezeigt, daß in 28 Fällen – also in einer Häufigkeit von 87 % – ein auf die Kardia übergreifendes Karzinom vorlag. Eine nicht zu überwindende Stenose an der Kardia sollte also in jedem Falle der Anlaß zu weiteren diagnostischen Maßnahmen, notfalls zur Probelaparotomie sein.

Die meisten dieser Karzinome waren bereits durch die vorausgehende Kontrastbreidarstellung gesichert. Nicht alle Patienten wurden operiert.

Tabelle 2. Gastrokamera- und Röntgendiagnose bei 113 Fällen von operativ und histologisch gesichertem Magenkarzinom

	Untersuch. nicht möglich	Diagnose richtig	Sicherheits-quote	Ulkus	Fehldiagnose o. B.	Fehler-quote
GK	25	82	73 % bzw. 93 %	3	3	7 %
Rö	1	94	84 %	10	8	16 %
GK/Rö	–	109	96 %	2	2	4 %

Von 113 operativ und histologisch gesicherten Karzinomen entzogen sich aber immerhin 8 – das sind 7 % – dem röntgenologischen Nachweis. Darunter waren zum Teil schon fortgeschrittene Tumoren, die ein negatives indirektes Bild vortäuschten. Diese Patienten konnten also nur durch die richtige Gastrokameradiagnose der Operation zugeführt werden.

10 von 113 Karzinomen (9 %) wurden röntgenologisch als Ulzera gedeutet, was nicht *so* schwer wiegt, da bei Erkennung eines pathologischen Befundes der Patient zumindest unter Kontrolle bleibt, falls er nicht gleich auf Grund der Ulkusdiagnose operiert wird.

Der Fehlerquote von 16 % bei der Magenbreipassage steht eine solche von 7 % bei der Untersuchung mit der Gastrokamera gegenüber. 3 Karzinome wurden übersehen – davon 2 mit dem zuerst verwendeten Gerät GTF im oberen Magenabschnitt. 3 Karzinome wurden fälschlich als Ulzera gedeutet.

Insgesamt konnten wir mit der Gastrokamera in der Diagnostik der später operativ und histologisch gesichteten Karzinome eine Sicherheit von 93 % erzielen, wenn man die Fälle von Kardiastenaosen mit nicht einsehbarem Mageninneren nicht berücksichtigt.

Von besonderer Bedeutung ist es, das Karzinom in seinem Frühstadium zu erfassen. Die chirurgische Therapie ist wohl nicht zu verbessern, so daß eine Zunahme der Aussichten auf wirkliche Heilung nur durch die Erkennung des Karzinoms im Anfangsstadium zu erreichen ist.

Besonders die Japaner haben sich intensiv der Diagnose des im Wachstum auf Mucosa und Submucosa beschränkten Magenfrühkarzinoms gewidmet. Sie berichten über 5-Jahresheilungen in diesem Frühstadium bis zu 100 %.

Nach dem Vorschlag der Japanischen Gastroenterologischen Gesellschaft werden 3 Typen von Frühkarzinom unterschieden:

das Schleimhautkarzinom mit den Untergruppen I – III je nach der Morphologie des Tumors
das Ulcuskarzinom, das sich aus einem ursprünglich kallösen Ulkus entwickelt und
das Polypkarzinom als Entartung eines adenomatösen Polypen.

Die beiden letzteren sind ebenfalls Frühkarzinome, solange sie zu Beginn des invasiven Wachstums erfaßt werden und die Magensubmucosa nicht durchbrochen haben.

Diese frühen Krebse zu erfassen stößt auf zwei Schwierigkeiten: einmal die Beschwerde- und Symptomenarmut, die den Patienten noch nicht veranlassen, zum Arzt zu gehen; zum anderen die Tatsache, daß es oft unmöglich ist, oberflächliche Schleimhautveränderungen röntgenologisch zu erfassen. Hier leistet uns die Gastrokamera wertvolle Dienste, da sie es ermöglicht, auch kleine und oberflächliche Läsionen zu erkennen.

Tabelle 3. Mit der Gastrokamera diagnostizierte Frühkarzinome (im Wachstum auf Mukosa und Submukosa beschränkt

		röntgenologisch erfaßbar
Schleimhautkarzinome	4	2
Polypkarzinome	3	3
Ulkuskarzinome	2	2 als Ulzera
	9	

Wir konnten unter den 107 mit der Gastrokamera diagnostizierten Karzinomen immerhin 9 im Frühstadium erfassen, die in ihrem Wachstum histologisch auf Mukosa und Submukosa beschränkt waren und keine regionären Lymphknoten- oder Fernmetastasen aufwiesen. In diese Aufstellung sind die früh erfaßten Ulkus- und Polypkarzinome enthalten. Alle Patienten wurden operiert und leben.

Bemerkenswert, daß die Hälfte der 4 Schleimhautkarzinome bei der Röntgenuntersuchung nicht erkennbar waren.

Als besonders eindrucksvoll sei ein Fall hier kurz angeführt, bei dem auf Grund des ersten Gastrokamerabefundes die Diagnose Frühkarzinom im Bereich der kleinen Kurvatur bis Hinterwand gestellt wurde.

Die zweimalige Röntgenuntersuchung erbrachte außer einem kleinen Ulcus duodeni keine krankhafte Veränderung. Wegen des Gastrokamerabefundes wurde eine Laparotomie und Gastrotomie vorgenommen. Der Operateur fand im angegebenen Bereich eine unscheinbare Ulzeration und ließ einen histologischen Schnellschnitt anfertigen, der negativ ausfiel. Daraufhin wurde die Operation als Probeeingriff beendet. 6 Wochen später war die Veränderung im Gastrokamerabild etwas fortgeschritten, die Röntgenuntersuchung verlief wieder negativ. Nach 3 Monaten erschien der Patient erneut zur Kontrolle: röntgenologisch wieder unauffälliger Befund, im Gastrofilm eine Veränderung, die als eindeutiges Karzinom diagnostiziert werden mußte. Bei der folgenden zweiten Laparotomie konnte am Magen zwar kein äußerlich tastbarer Befund erhoben werden, der Patient wurde dennoch gastrektomiert. Die pathologisch-anatomische Diagnose lautete auf etwa 2 x 2 cm großes scirrhöses Karzinom. Hier bewährt sich die Gastrokamera als wirklich wertvolle diagnostische Hilfe.

Abschließend sei noch ein kurzer kasuistischer Beitrag angeführt, der zwar über das unmittelbare Vortragsthema etwas hinausgeht, für alle, die mit der Gastrokamera arbeiten, aber doch von Interesse sein dürfte. Bekanntlich ist die Zahl der Zwischenfälle und Komplikationen bei der Gastroskopie seit Verwendung der vollflexiblen Glasfiberinstrumente auf ein Minimum zurückgegangen. Die früher bei den starren Geräten befürchteten Ösophagus- oder Magenperforation wird kaum noch beobachtet. Einen Zwischenfall ganz anderer und sicher seltener Art erlebten wir vor kurzem, der sich nur bei einem flexiblen Gerät ereignen kann: Wir haben es uns zur Gewohnheit gemacht, bei allen Untersuchungen die Inversionsgastroskopie durchzuführen, um die Verhältnisse an Fornix und Kardia abklären zu können. Diese Inversion gelingt in der Regel auch beim teilresezierten Magen. Bei einem Patienten mit sehr kurzem Magenstumpf, der wegen peptischer Ulzera nach der Erstoperation zweilmal nachreseziert worden war und bei dem röntgenologisch erneut der Verdacht auf ein Anastomosenulkus bestand, gelang die Inversion ebenfalls, wenn auch gegen leichten Widerstand. Bei weiterem Vorschieben der Instrumentenspitze zur Übersichtsbetrachtung der Anastomose wurde der Kamerateil durch den elastischen Widerstand des kleinen Magenstumpfes vom üblich bogenförmigen Weg abgedrängt und gelangte retrograd wieder in den Ösophagus. Bei weiterer Manipulation und erst recht beim Versuch, die Gastrokamera wieder herauszuziehen, rutschte die Kameraspitze weiter nach oben und verklemmte sich so im Ösophagus, daß alle Bemühungen, sie wieder zu entfernen, ohne Erfolgt blieben.

Der Gastrokameraschlauch ließ sich weder vor- noch rückwärts bewegen und es blieb nichts anderes übrig, als das Gerät auf operativem Wege durch die Stumpfgastrotomie zu entfernen.

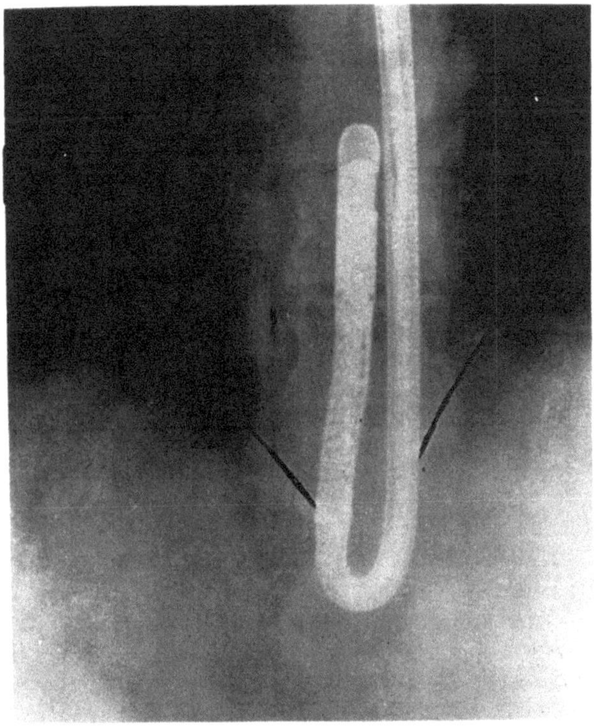

Literatur

[1] JONES, F. A., R. DOLL, C. FLETCHER u. H. W. RODGERS: The Risks of Gastroscopy-Survey of 49000 Examinations, LANCET 647 (1951/I).

[2] KURU, N.: Atlas of Early Carcinoma of the Stomach, Nakayama Shoten, Tokyo (1967).

[3] MORRISSEY, J. F.: "Gastroscopy", Gastroenterology **53**, Nr. 3, 469 (1967).

[4] WIENDL, H. J.: Die Gastrokamera in der Magendiagnostik. Münch. med. Wschr. **44**, 2302 (1969).

Kommentar zum Kapitel IV

H. Oshima

In den oben angeführten Referaten wurde zum Teil eine ziemlich hohe Anzahl (über 4 bzw. 5 %) von nicht gelungenen Einführungen der Gastrokamera mit Fiberskop in den Magen angegeben. Diese Häufigkeit liegt meiner Erfahrung nach zu hoch. Selbstverständlich ist es erforderlich, daß man – nach Betrachtung der Röntgenbilder – die Einführung des Instrumentes immer vorsichtig vornimmt. Wir haben in unserer Arbeitsgruppe bei den mehr als 1500 Gastrokamera-Untersuchungen im Klinikum Steglitz (Berlin) bei Geräten mit oder ohne Sichtkontrolle von verschiedenen Untersuchern in etwa 6 Fällen (etwa 0,4 %) die Gastrokamera in den Magen nicht einführen können, obwohl eine entsprechende Vorauswahl von uns aus nicht stattgefunden hatte. Die einzelnen Geräte waren aber stets durch den Rachen in den Ösophagus einführbar. Wenn ein Gastrokamera-Gerät nicht durch die Kardia einführbar sein sollte, auch nach einigem Zuwarten mit der tiefen Bauchatmung und evtl. intravenöser Buscopan-Gabe bei Verdacht auf stärkeren Kardiospasmus, könnte man zuerst die Einführung der kleinkalibrigen Gastrokamera vorsichtig versuchen. Falls die Einführung doch nicht möglich wäre, sollte dieser Bereich möglichst von demselben Untersucher mit einem Fiberösophagoskop genau betrachtet und besonders vorsichtig die Einführung desselben in den Magen versucht werden. Bei Durchgängigkeit der Kardia kann man die Gastrokamera-Untersuchung erneut vornehmen. Jedoch kommen solche schwierigen Fälle nur äußerst selten vor (s. auch S. 22, 41).

Auf die oft gestellte Frage, welches der verschiedenen Modelle man nun anschaffen sollte, würde ich aus meiner Erfahrung zum jetzigen Zeitpunkt folgendes antworten (ohne für irgendeinen Hersteller Reklame machen zu wollen):

1. Für die frei praktizierenden Ärzte in erster Linie Modell GT-Va bzw. GT-PA oder GT-P_{II} (ohne Sichtkontrolle), in zweiter Linie Modell GTF-A bzw. GTF-S (mit Sichtkontrolle).

2. Für nicht zu große Krankenhäuser je nach Fragestellung oder Indikation Modell GT-Va bzw. GT-PA oder/und GTF-A bzw. GTF-S.

3. Für größere Kliniken Modell GT-Va bzw. GT-PA *und* Modell GTF-A bzw. GTF-S. Für diese empfehlen sich außerdem Instrumente für die gezielte Biopsie und Zytologie.

V. Die heutige Bedeutung der Gastrokamera-Untersuchungsmethode in der Magendiagnostik

H. Oshima

Nach den Darstellungen über die Gastrokamera-Geräte, die Untersuchungstechnik, die Beurteilung der aufgenommenen Bilder und die bisherigen Ergebnisse verschiedener Untersucher, soll zum Abschluß die heutige Bedeutung der Gastrokamera-Untersuchungsmethode in der morphologischen Magendiagnostik umschriebener Veränderungen im Vergleich zu anderen morphologischen Untersuchungsmethoden beschrieben werden.

1. **Morphologische Routine-Magenuntersuchungen.** Wie allgemein bekannt, gehören zu den morphologischen Routine-Magenuntersuchungen der umschriebenen Veränderungen gegenwärtig die Röntgen-, die Gastrokamera-Untersuchung, die Gastroskopie, die zytologische Untersuchung und die gezielte Biopsie.

2. **Vergleich zwischen Röntgen- und Gastrokamera-Untersuchung.** Im allgemeinen eignet sich die Röntgen-Untersuchung, die aufgrund eines Schattenbildes durchgeführt wird, für die Beurteilung der Lage, der Form, der Wandelastizität und der Motilität des gesamten Magens bzw. einzelner Magenabschnitte, der Größe und Tiefe von Schleimhautdefekten oder Vorwölbungen. Die direkte intragastrale Farbaufnahme mit der Gastrokamera eignet sich insbesondere für die Beurteilung der lokalen Veränderungen. Heute kann man auch röntgenologisch, z. B. durch Doppelkontrastverfahren, feine Veränderungen feststellen, ebenso

Tabelle 1. Vergleich zwischen Röntgen- und Gastrokamera-Untersuchung

Röntgen	Gastrokamera
Diagnostik aufgrund eines „Schattenbildes" (Schwarz-Weiß)	Diagnostik anhand von direkten intragastralen Farbaufnahmen
geeignet zur Beurteilung von Lage, Form, Wandelastizität u. Motilität des Magens bzw. Form und Relief umschriebener Partien	geeignet zur Beurteilung feiner Veränderungen an den einzelnen Magenabschnitten
Größenangabe umschriebener Veränderung insbes. im Vergleich zu Voraufnahmen leicht möglich	Größe umschriebener Veränderung nicht ganz genau, aber fast anzugeben
Übersicht auch bei ausgedehnten Veränderungen leicht zu erhalten	bei ausgedehnten Veränderungen Übersicht erschwert
Strahlenbelastung bei wiederholten Untersuchungen	keine Strahlenbelastung

aufgrund von Gastrokamera-Bildern verschiedener Magenbezirke eine Formveränderung des gesamten Magens sowie die totale Ausdehnung einer großen umschriebenen Veränderung erkennen. Durch den Vergleich mehrerer Gastrokamera-Aufnahmen ist auch die Wandelastizität feststellbar. Jedoch ist für die Beurteilung sowohl der Röntgen- als auch der Gastrokamera-Untersuchung einige Übung erforderlich.

Weitere Unterschiede der beiden Untersuchungsmethoden sind aus der **Tabelle 1** ersichtlich: Die beiden Untersuchungsverfahren stehen nicht in Konkurrenz, sondern jedes besitzt seine Vorzüge, die es auszunutzen gilt. Daher sollte man heute Röntgen- und Gastrokamera-Untersuchungen – beide einfach, schnell, beschwerdearm und risikolos durchführbar – nebeneinander routinemäßig als Grunduntersuchungen der morphologischen Magendiagnostik vornehmen.

3. Vergleich zwischen Gastrokamera-Untersuchung und Fiberskopie. Da die Gastroskopie heute hauptsächlich mit einem faseroptischen Gastroskop durchgeführt wird, werden hier die Eigenschaften der Gastrokamera mit der fibergastroskopischen Untersuchung verglichen.

a) Die sogenannte blinde Gastrokamera-Untersuchung, d. h. die direkte intragastrale Farbfotografie ohne Sichtkontrolle, unterscheidet sich im wesentlichen von der Fiberskopie, der endoskopischen Betrachtung des Magens, wie in **Tabelle 2** aufgeführt [18]. Besonders wichtig ist, daß die Diagnose mit der Gastrokamera nach der Filmentwicklung durch die Beurteilung aller Bilder eines

Tabelle 2. Vergleich zwischen der sogenannten blinden Gastrokamera-Untersuchung und der Fiberskopie

Gastrokamera-Untersuchung	Fiberskopie
direkte intragastrale Fotografie	indirekte Fotografie nur mit Aufsatzkamera möglich
scharfe und klare Farbbilder	Raster, Helligkeitsverlust, Farbverfälschung möglich
keine Sichtkontrolle, jedoch Kameralage bestimmbar	endoskopische Beobachtung
weiter Öffnungswinkel, leichte Orientierung	enger Öffnungswinkel
kurze Untersuchungszeit	längere Untersuchungszeit
besonders geringfügige Belästigung für den Patienten	geringfügige Belästigung für den Patienten
Diagnose nach der Untersuchung jederzeit und in Ruhe von jedem zu stellen und vergleichbar	Diagnosestellung während der Untersuchung durch Untersuchenden
objektive Beurteilungsgrundlage	Beurteilung subjektiven Gegebenheiten unterworfen
genaue Verlaufskontrolle möglich	Vergleich durch schriftliche Unterlagen

Filmstreifens (bei den meisten Modellen 32) gestellt wird. Also werden die aufgenommenen Gastrokamera-Bilder nicht zur Dokumentation, sondern als Grundlage für die Diagnosestellung verwendet [11,13,14,18].

b) Die Fotografie mit der Gastrokamera ermöglicht rasterfreie, scharfe und klare Bilder aller Details des Mageninnern. In diesem Zusammenhang sind das gute optische Auflösungsvermögen und der weite Öffnungswinkel von 80° als besondere Vorzüge der Gastrokamera zu bezeichnen [18]. Bei der Gastrokamera-Untersuchung sind Kameraposition und -richtung im Magen trotz fehlender Sicht stets von außen zu erkennen und zu kontrollieren, z. B. durch die Diaphanoskopie an der Bauchdecke im abgedunkelten Raum, die Einführungstiefe der Kamera, die Richtung des Kontrollteils, die Abwinkelung der Instrumentenspitze [13,18]. Die Gastrokamera-Bilder sind selbstverständlich nicht beweglich. Trotzdem kann man die Beweglichkeit des Magens durch Vergleich von mehreren Bildern erkennen, die mit einem gewissen zeitlichen Abstand nacheinander sowie oft auch aus verschiedenen Richtungen und Entfernungen aufgenommen sind [18]. Die Orientierung im Gastrokamera-Bild, die wichtigste Voraussetzung für die Magen-Diagnostik, ist nach einiger Übung ohne Schwierigkeit möglich. Dafür ist der weite Öffnungswinkel des Gastrokamera-Objektivs besonders vorteilhaft.

Bei der Untersuchung mit dem Fibergastroskop läßt sich dagegen die Bewegung des Magens direkt beobachten. Jedoch entspricht die optische Qualität des gastroskopisch gesehenen Bildes, das durch die zahlreichen Glasfasern eines Fiberskops entsteht, gewöhnlich nicht der Qualität des Gastrokamera-Bildes [18]. Bei der Fiberskopie kann man das endoskopische Bild durch eine extragastrale Aufsatzkamera zur Dokumentation aufnehmen. Dabei müssen im Vergleich zu den Gastrokamera-Bildern einige Probleme erwähnt werden, z. B. der kleinere Öffnungswinkel, die Rasterzeichnung, manchmal Helligkeitsverlust und Verfälschung der Farbe.

c) Die sog. blinde Gastrokamera-Untersuchung kann schnell vorgenommen werden, da sich der Untersucher bei der Durchführung ganz darauf konzentrieren kann, das gesamte Mageninnere mit guten Bildern aufzunehmen, d. h. er hat sich während der Untersuchung nicht um die Diagnosestellung, sondern allein um seine Untersuchungstechnik zu bemühen [18]. Dagegen braucht man bei der Fiberskopie im allgemeinen längere Zeit, da man die gesamte Magenhöhle betrachten und gleichzeitig eine Diagnose stellen muß. Dies ist auch deshalb nicht leicht, weil das Objektiv der bisher üblichen Fiberskope einen engeren Öffnungswinkel hat und ein Teil der Modelle zudem eine mehrmalige Fokussierung erfordert.

d) Bei den Untersuchungen mit den beiden vollflexiblen Instrumentenarten wird der Patient gering belästigt. Die schnell durchführbare Untersuchung mit der sog. blinden Gastrokamera, deren Schlauchdurchmesser dünner ist als der eines Fiberskops, ist unter ganz geringfügiger Belästigung des Patienten vorzunehmen, obwohl dabei auch Prämedikation und Rachenanästhesie eine Rolle spielen können [10].

e) Da die Diagnose mit dem Fiberskop während der Untersuchung durch den Untersuchenden gestellt wird, darf gesagt werden, daß die fiberskopische Beurteilung subjektiven Gegebenheiten unterworfen ist. Das mit dem Fiberskop Gesehene ist außer durch indirekte Aufnahme mit einer extragastralen Aufsatzkamera oder durch Endokinematografie nicht mehr objektiv reproduzierbar. Dagegen läßt sich die Gastrokamera-Diagnose nach der Filmentwicklung jederzeit, in Ruhe und ohne Zeitdruck stellen. Auf diese Weise sind die Gastrokamera-Bilder nicht nur von einem einzelnen Untersucher, sondern auch von mehreren Kollegen zu beurteilen, genau zu diskutieren und zu vergleichen [18]. So ermöglicht es diese objektive Beurteilungsunterlage, Fehldeutungen der Gastrokamera-Bilder auf ein Minimum zu reduzieren und den Verlauf, z. B. beim Ulkus, mit der Gastrokamera exakt zu kontrollieren.

f) Bei der endoskopischen Beobachtung konzentriert man sich manchmal auf eine gefundene umschriebene Veränderung. Deshalb lassen sich möglicherweise weitere Veränderungen leicht übersehen. Da die Gastrokamera-Bilder im Gegensatz dazu alle Veränderungen des gesamten Mageninneren objektiv aufzeigen können, besitzt diese Methodik auch eine große Leistungsfähigkeit in der Auffindung von vorher unbekannten, unerwarteten pathologischen Veränderungen [18].

g) Der Vergleich zwischen Gastrokamera-Untersuchung und Fiberskopie ergibt, daß beide Untersuchungsverfahren Vor- und Nachteile haben, ähnlich wie bei der Röntgen- und Gastrokamera-Untersuchung. Die Vorzüge der Gastrokamera und des Fiberskops sind in dem Kombinationsgerät „Gastrokamera mit Fiberskop", z. B. Modell GTF-A oder GTF-S, vereinigt. Somit kann die Gastrokamera-Untersuchung auch unter optischer Sichtkontrolle durchgeführt werden. Mit diesem Instrument ist die fiberskopische Beurteilung während der Untersuchung nachher durch den entwickelten Gastrokamera-Film genau zu kontrollieren, zu korrigieren bzw. zu ergänzen [18].

4. Vergleich zwischen Gastrokamera-Untersuchung und gezielter Gastrobiopsie. Heute werden verschiedene Modelle der Gastrokamera z. B. in Japan, in den USA oder in einigen europäischen Ländern für die morphologische Magendiagnostik routinemäßig verwendet. Teilweise wird dagegen statt der Gastrokamera-Diagnostik die Gastroskopie mit gezielter Biopsiemöglichkeit bevorzugt [22,26]. Deshalb soll die Beziehung zwischen der Gastrokamera-Untersuchung und der gezielten Gastrobiopsie an dieser Stelle erläutert werden.

a) Unter den Biopsiepartikeln, die von operativ und histologisch gesicherten Magenkarzinom-Patienten vor der Operation entnommen wurden, stellte Takasu nur 34 % Partikel mit Malignitätskriterien fest [31]. Hayashi und Sugiura berichteten über 62,7 % „maligne“ Biopsiepartikel [2]. Die beiden Ergebnisse zeigen eine ziemlich große Diskrepanz in der Häufigkeit der „malignen“ Partikel, aber sie verdeutlichen doch das Problem der Karzinomdiagnostik aufgrund der Gastrobiopsie. Solche Diskrepanz kann nicht nur durch einen Erfahrungsunterschied der Untersucher, sondern auch durch die Fragestellung, z. B. die Feststellung der Grenze der Karzinominfiltration, entstehen. Da der Prozentsatz der Partikel mit Malignitätszeichen unter den Gewebestücken, die mit der sog. „gezielten“ Biopsie bei Karzinompatienten entnommen wurden, so niedrig liegen kann, muß man zur Sicherung der Diagnose bei der gezielten Gastrobiopsie im allgemeinen 4 bis 6 Stücke herausnehmen [20]. Die Anzahl soll aber nach der Größe und der Erscheinungsform einer verdächtigen Partie unterschiedlich sein.

b) Die Ergebnisse der gezielten Gastrobiopsie von verschiedenen Untersuchern zeigt die **Tabelle 3**. Bei operativ und histologisch bestätigten *Frühkarzinom*-Fällen berichteten die Autoren über eine etwa 78 bis 95 %ige korrekte Diagnose auf-

Tabelle 3. Ergebnisse von gezielten Gastrobiopsien

		Früh-Magenkarzinom		Fortgeschrittenes Magenkarzinom	
Autoren		Anzahl der Patienten	davon maligne Fälle	Anzahl der Patienten	davon maligne Fälle
HAYASHI SUGIURA	(1966)	17	16 (94,1 %)	83	72 (86,8 %)
SAKITA TAKASU	(1966)	57	52 (91,3 %)	28	20 (71,5 %)
TAKAGI	(1967)	66	52 (78,8 %)	72	51 (70,8 %)
SEKIGUCHI	(1968)	53	50 (94,5 %)	39	32 (82,0 %)
TANEDA	(1968)	20	17 (80,6 %)	55	36 (65,5 %)
KASUGAI	(1968)	65	60 (92,3 %)	314	272 (86,6 %)

grund der gezielten Gastrobiopsie [2,3,23,25,27,34]. Nach den Angaben der gleichen Autoren wurde die Karzinom-Feststellung dagegen bei Fällen mit *fortgeschrittenen* Magenkarzinomen bioptisch nur bei etwa 65 bis 87 % getroffen. Die Resultate der Biopsie sind demnach bei Frühkarzinomen sicherer als bei fortgeschrittenen Magenkarzinomen (s. S. 143). Das Ergebnis der fiberskopischen gezielten Biopsie, die als noch ein junges Untersuchungsverfahren gilt, kann durch instrumentelle und technische Fortschritte wahrscheinlich noch verbessert werden.

c) Das gesamte Mageninnere läßt sich heute nach einiger Übung mit der Gastrokamera praktisch ohne blinde Zone einfach darstellen. Deshalb ist die Diagnosestellung aller makroskopisch erfaßbaren Veränderungen im Magen mit der Gastrokamera möglich. Die Durchführung der gezielten Gastrobiopsie ist aber nicht immer einfach. Man kann trotzdem theoretisch leicht zu dem Glauben neigen, daß ein Gerät für die gezielte Biopsie ideal sei, da man damit das Mageninnere endoskopisch untersuchen und gleichzeitig von verdächtigen Partien biopsieren könne. Wenn ein auf dem Gebiet der Endoskopie nicht erfahrener Untersucher aus dieser Überlegung heraus mit der gezielten Gastrobiopsie anfängt, wird er nicht selten Schwierigkeiten bei der Durchführung dieser Methode erleben. Die wichtigste Voraussetzung für die Durchführung ist das Vermögen des Untersuchers, eine verdächtige Partie während der Untersuchung endoskopisch zu erkennen. Außerdem muß eine genügende Anzahl von Biopsie-Partikeln, die histologisch gut untersuchbar sind, aus den richtigen Stellen einer verdächtigen Partie entnommen werden [20]. Es ist aber manchmal aufgrund der Lage- und Formverhältnisse schwierig, alle diese Forderungen zu erfüllen. Für die korrekte Durchführung der gezielten Gastrobiopsie benötigt man somit größere Erfahrung und Übung, als man im allgemeinen glaubt. Deshalb sollte das Instrument für die gezielte Biopsie von erfahrenen Endoskopikern verwendet werden [20,21].

d) Nach den Angaben von KASUGAI (1968) werden Untersuchungsergebnisse mit der Gastrokamera denen der sog. gezielten Gastrobiopsie als Beispiel gegenübergestellt, obwohl ein diagnostisch-quantitativer Vergleich der Ergebnisse beider Methoden eigentlich schwierig ist, da die beiden Verfahren auf verschiedenen Ebenen liegen [3,20]. Er hat in einer vergleichenden Serie mit seinen Mitarbeitern bei insgesamt 397 Magenkarzinom-Fällen beide Untersuchungen, d. h. zuerst die Gastrokamera-Untersuchung, dann die gezielte Biopsie, versucht. Selbstverständlich wurden alle diese Karzinom-Fälle später operativ und histologisch gesichert. Retrospektiv erwies sich bei Frühkarzinom-Fällen seine Diagnose aufgrund der Gastrokamera-Untersuchung zu 98,6 % und seine bioptisch gestellte Diagnose zu 92,3 % als korrekt.

Bei fortgeschrittenen Magenkarzinomen betrug die richtige Diagnose mit der Gastrokamera 94,6 %, die durch Biopsie 86,6 %. Wenn man seine Ergebnisse bei Frühkarzinomen und fortgeschrittenen Magenkarzinomen zusammenfassend betrachtet, war seine Diagnose bei allen 397 Magenkarzinom-Patienten aufgrund der Gastrokamera-Untersuchung in 95,1 % der Fälle und die biopische Diagnose in 87,6 % der Fälle korrekt. Die gezielte Biopsie war jedoch aus technischen Gründen nicht bei allen Patienten möglich. Deshalb konnte KASUGAI in 18 Fällen, in denen die Gastrokamera-Untersuchung möglich war, die gezielte Biopsie nicht durchführen. Zieht man diese 18 Fälle ab, dann betrug die korrekte Diagnose der gezielten Biopsie 83,6 %. Daraus ergibt sich ein Unterschied von 11,5 % in der Treffsicherheit für Karzinom-Fälle zwischen der Gastrokamera-Untersuchung und der gezielten Biopsie bei dieser Serie.

e) Für die Gastroskopie mit gezielter Biopsie ist gewöhnlich längere Zeit erforderlich, als für die Gastrokamera-Untersuchung. Selbst ein sehr erfahrener Fachmann auf dem Gebiet der gezielten Gastrobiopsie braucht für eine Untersuchung 15 – 20 Min. [29]. Außerdem ist der Schlauch eines Biopsiegerätes zumindest deutlich dicker als der verschiedener „blinder" Gastrokamera-Modelle. So ist bei der gezielten Biopsie für den Patienten eine stärkere Belästigung im Vergleich zur Gastrokamera-Untersuchung kaum zu vermeiden. Ferner ist es wegen der Gefahr einer eventuellen Nachblutung empfehlenswert, den Patienten nach der Biopsie einige Zeit zu beobachten [5,6,30]. Also kann man sagen, daß eine Gastroskopie mit gezielter Biopsie aufwendiger als eine Gastrokamera-Untersuchung ist.

f) Wird ein Malignom biopisch, d. h. mikroskopisch festgestellt, dann ist die Diagnose natürlich qualitativ wesentlich sicherer als bei einer makroskopischen Feststellung. Um so mehr ist die sehr hohe Treffsicherheit, die mit der Gastrokamera bei Magenkarzinomen angegeben wird, hervorzuheben. Eine Reihe Autoren berichteten, wie der oben genannte, bereits über eine 95 %ige Treffsicherheit mit der Gastrokamera bei Magenkarzinomen [12].

Der Ausschluß maligner Veränderungen kann bei der Gastrokamera-Diagnostik durch die Beurteilung der gesamten Bilder mit großer Wahrscheinlichkeit erfolgen. Dagegen sind die als nicht maligne beurteilten Fälle ein Problem bei der gastrobioptischen Diagnostik, da sich die Malignität durch das bioptisch negative Ergebnis allein nicht ausschließen läßt.

5. Reihenfolge und Kombinationsmöglichkeit der morphologischen Magen-Untersuchungen.

a) Die Treffsicherheit der Magendiagnostik kann durch eine zweckmäßige Kombination aller z. Zt. verfügbaren Untersuchungsverfahren im Vergleich zu der einzelnen diagnostischen Methode erhöht werden. Aus den verschiedenen bisher dargestellten Gründen ist die in der **Abbildung 1** angegebene Reihenfolge und Kombinationsmöglichkeit der morphologischen Magen-Untersuchungen nach meiner Ansicht die derzeit optimale [20]. Bei einer zunehmenden Untersuchungsfrequenz ist es wichtig, auch Aufwand und Zeit der einzelnen Untersuchung zu berücksichtigen.

b) Die Grunduntersuchung des Magens soll nach wie vor die Röntgen-Untersuchung sein. Röntgenologisch als nicht pathologisch befundete Fälle und ein Teil der Patienten mit röntgenologisch fraglichem Befund werden in der Regel mit der sog. blinden Gastrokamera (heute meistens Modell GT-Va und GT-PA) untersucht. Diese Untersuchung läßt sich einfach und schnell durchführen und belästigt den Untersuchten nur geringfügig. Bei röntgenologisch als pathologisch befundeten und bei einem Teil der röntgenologisch fraglichen Patienten führen wir die Gastrokamera-Untersuchung unter Sichtkontrolle mit dem Modell GTF-A oder GTF-S durch. Ebenso werden Patienten, bei denen die sog. blinde Fotografie keine eindeutige Diagnose ergibt, mit dem Modell GTF-A oder GTF-S kontrolliert. Je-

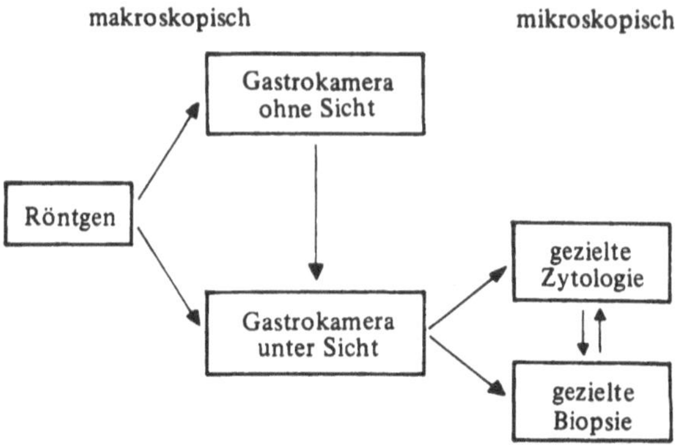

Reihenfolge und Kombinationsmöglichkeit der morphologischen Magenuntersuchungen

doch kann jede der 3 genannten makroskopischen Untersuchungen selbstverständlich eine endgültige Diagnose ermöglichen [15,20].

Bei den meisten Patienten kann die Diagnose aufgrund der makroskopischen Untersuchungen bis zum Schritt der Gastrokamera-Untersuchung unter Sichtkontrolle mit Sicherheit gestellt und, wenn erforderlich, die Operation veranlaßt werden. Nur bei den Fällen, die makroskopisch nicht sicher beurteilt werden können, empfiehlt sich eine makroskopische Untersuchung. Als mikroskopische Untersuchung werden die gezielte Zytologie und Biopsie angegeben. Alle Vorzüge der verschiedenen Untersuchungsmethoden müssen für die korrekte Diagnosestellung ausgenutzt werden.

c) Es ist möglich, ohne vorherige genaue makroskopische Untersuchung eine grobe Veränderung mit einem Biopsiegerät aufzufinden und gleichzeitig zu biopsieren. Eine solche Veränderung kann aber in den meisten Fällen schon durch eine makroskopische Untersuchung auch qualitativ diagnostiziert werden. Es läßt sich dagegen kaum erwarten, daß eine sehr feine pathologische Veränderung mit dem bisherigen Fiberskop des Biopsie-Gerätes besser und leichter als mit den scharfen und weitwinklig aufgenommenen Gastrokamera-Bildern aufzufinden ist. Gerade die Feststellung einer winzigen Veränderung ist für die Erkennung eines Frühkarzinoms wichtig. Andererseits kann die Durchführung der gezielten Gastrobiopsie aufgrund der vorher erhaltenen Befunde über Lokalisation, Form, Ausdehnung u. a. einer zu untersuchenden Partie erleichtert werden. Ohne diese vorangegangenen makroskopischen Untersuchungen verlängert sich die Dauer der Biopsie und die Belästigung für die Patienten vermehrt sich.

Also eignet sich das Biopsie-Gerät als Suchgerät zum Auffinden pathologischer Veränderungen nicht [20].

Es muß an dieser Stelle nochmals hervorgehoben werden, daß die mikroskopische gezielte Untersuchung nur nach der genauen makroskopischen Erkennung der verdächtigen umschriebenen Partie zu guten Ergebnissen führen kann [20]. Dies wird auch von japanischen Bioptikern mit der größten Erfahrung unterstrichen [4,28,32].

6. Häufigkeit und Indikation einzelner endoskopischer Magen-Untersuchungen.

a) Die wöchentliche Anzahl der verschiedenen endoskopischen Magenuntersuchungen in großen japanischen Kliniken wird als Beispiel in der **Tabelle 4** veranschaulicht [1,9,24]. Es ist ersichtlich, daß die gezielte Biopsie im Vergleich zur

Tabelle 4. Häufigkeit endoskopischer Magen-Untersuchungen in großen japanischen Kliniken (pro Woche)

Autoren		Pat.-Anzahl	Gastrokamera		Fibroskop	gezielte Zytologie	gezielte Biopsie
			sog. blinde	sog. gezielte			
SAKITA	(1966)	200	150	55	13	0	20–25
OKUDA	(1968)	120	(60)	(60)	0	10	2– 3
ASHIZAWA	(1968)	51	40	12	0	0	1
SAKITA	(1969)	(136)	60	64	0	0	12

( ) im Original nicht genau beziffert

Gastrokamera-Untersuchung selten ausgeführt wird. YAMAKAWA z. B. hat berichtet, daß die Häufigkeit der gezielten Gastrobiopsie unter den gesamten Untersuchten 5,7 % betrug; er hatte die makroskopischen Magenuntersuchungen vorangestellt und nur bei malignitätsverdächtigen Fällen die gezielte Biopsie vorgenommen [20,35]. Diese Häufigkeit der gezielten Gastrobiopsie ist heute als die etwa durchschnittliche Anzahl in großen japanischen Kliniken anzunehmen. Die Entscheidung darüber, welcher Fall makroskopisch nicht ganz klar ist oder weiter bioptisch untersucht werden muß, sollte aber dem Gastrokamera-Untersucher als Endoskopiker überlassen werden. Deshalb kann die Häufigkeit der gezielten Gastrobiopsie je nach der endoskopischen Erfahrung des makroskopischen Untersuchers und seiner diagnostischen Sicherheit sowie der Fragestellung unterschiedlich sein.

b) Wie schon mehrmals berichtet, kann man heute mit der Gastrokamera die meisten Magenkarzinome feststellen. Das heutige Bemühen um weitere Verbesserung der Karzinom-Diagnostik konzentriert sich auf die Erkennung von Frühkarzinomen der Form IIb und der sehr kleinen Frühkarzinome, deren Durchmesser unter 1 cm liegt. Fälle, bei denen der Verdacht auf solche karzinomatösen Veränderungen vorliegt, sollten bioptisch untersucht werden; ebenso z. B. die auf Frühkarzinom der Form III verdächtigen Fälle und solche, bei denen die Differenzierung zwischen dem Frühkarzinom der Form IIc und einer Ulkusnarbe makroskopisch Schwierigkeiten bereitet, sowie Fälle von schwer differenzierbaren polypösen Vorwölbungen (z. B. mit atypischem Epithel).

Besonders wegen der guten bioptischen Treffsicherheit bei frühkarzinomverdächtigen Fällen betonen japanische Autoren die Wichtigkeit der gezielten Gastrobiopsie. Es wird jedoch keineswegs empfohlen, sie bei allen Magenerkrankungen durchzuführen, auch nicht bei Karzinom-Fällen, deren Diagnose ohnedies makroskopisch eindeutig ist.

c) Es bleibt noch die gezielte Gastrozytologie. Eine umschriebene Veränderung, die an einer mit dem Biopsie-Gerät nicht einfach untersuchbaren Stelle im Magen sitzt, sowie Formen, z. B. polypöse, oder sehr kleine Partien, die mit der Biopsie-Zange schwer zu treffen sind, können als besondere Indikation für die gezielte Zytologie gelten. Darunter versteht man die gezielte und direkte Materialentnahme aus einem ausgedehnteren Bezirk insbesondere mit Hilfe eines scharfen Spühlstrahls oder aber mit einer kleinen Bürste. Außerdem hat sich das gleichzeitige Ausstreichen von bioptisch gewonnen Gewebspartikeln auf einen Objektträger zur zytologischen Untersuchung bewährt. Nach dem Gastrokamera-Befund sollte von Fall zu Fall entschieden werden, ob man die gezielte Biopsie, die gezielte Zytologie oder beide anwendet.

d) Aus den bisherigen Ausführungen ist ersichtlich, daß die Gastrokamera-Untersuchung und die mikroskopischen Untersuchungen unterschiedliche Eigenschaften und Indikationen haben. Die Existenz umschriebener pathologischer Veränderungen soll durch makroskopische Untersuchungen festgestellt werden. Dabei ist die Differenzierung zwischen Malignität und Benignität mit hoher Sicherheit möglich. Dagegen ermöglichen die mikroskopischen Untersuchungen die Identifizierung von Gewebs- oder Zellveränderungen an einer makroskopisch aufgefundenen verdächtigen Partie, die nicht eindeutig differenzierbar ist. Deshalb sind die Gastrokamera-Untersuchung und die Biopsie oder die Zytologie keine Konkurrenzmethoden, sondern diese auf unterschiedlichen Ebenen liegenden Untersuchungen können einander ergänzen.

e) Nach Meinung einiger Autoren ist bei der Gastrobiopsie die Gefahr nicht auszuschließen, daß Karzinomzellen bei der Gewebsentnahme gestreut werden, eine Möglichkeit, die sich bisher schwer beweisen, aber auch nicht mit Sicherheit negieren läßt [7,9,30]. Erst nach Ausschöpfung aller anderen Untersuchungsverfahren sollte die Biopsie angewandt werden, obwohl ihr Wert unbestritten ist [4,6,9,20,28,30].

7. **Die Gastrokamera-Diagnostik – eine gut erlernbare Methode der Magen-Diagnostik.** Es ergibt sich die Frage, welche Möglichkeiten heute für einen auf dem Gebiet der endoskopischen Magen-Diagnostik unerfahrenen Untersucher bestehen und mit welcher Methode er beginnen soll, um diese Diagnostik leicht zu erlernen. Es empfiehlt sich meiner Ansicht nach, mit der sog. blinden Gastrokamera-Untersuchung anzufangen, dann die sog. gezielte Gastrokamera-Untersuchung unter Sichtkontrolle zu üben und schließlich die gezielte Biopsie oder Zytologie zu erlernen [18]. Diese Reihenfolge ist in Japan üblich und auch nach meiner Meinung und Erfahrung richtig und sinnvoll, obwohl es selbstverständlich andere davon abweichende Wege geben kann.

Da die Durchführung der sog. blinden Gastrokamera-Untersuchungen einfach, beschwerdearm und risikolos ist, sind sie leicht zu üben. Dabei kann der Untersucher schnell ein gewisses Gefühl, das für endoskopische Untersuchungen notwendig ist, gewinnen. Für den Anfänger wichtig ist besonders, daß er bei diesem Vorgehen durch die Möglichkeit des ruhigen Studiums der Gastrokamera-Bilder in Abwesenheit des Patienten und somit ohne Zeitdruck die Orientierung im Magen sowie die einzelnen Kriterien der morphologisch erfaßbaren Veränderungen in kurzer Zeit erlernen kann [18]. Es ist allerdings sehr empfehlenswert, die Gastrokamera-Diagnostik unter Anleitung eines Erfahrenen zu üben. Heute gibt es z. B. in Japan über 100 Training-Zentren zum Erlernen der Gastrokamera-Diagnostik.

Dagegen ist es für einen Anfänger schwieriger, die endoskopische Magendiagnostik mit einem Fibergastroskop zu erlernen, da man in Anwesenheit des Patienten, in dem sich bewegenden Magen, mit einer zeitlichen Beschränkung und mit einem engen, deshalb die Orientierung erschwerenden Blickwinkel arbeiten muß. In Zukunft werden teaching attachment und Farbfernsehen das Erlernen der Gastroskopie erleichtern können.

8. **Anwendung der Gastrokamera bei Magen-Reihenuntersuchungen.**

a) In den bisherigen Ausführungen wurde versucht darzulegen, welche Bedeutung die Gastrokamera für die Routine-Magenuntersuchungen bei Patienten hat, die den Arzt meist mit irgendwelchen Oberbauchbeschwerden aufsuchen. Die Medizin hat jedoch nicht nur die Aufgabe, Patienten, die unter Beschwerden leiden, zu helfen, sondern sie muß auch versuchen, Krankheiten präventiv anzugehen, bevor sie inkurabel sind. In der Magendiagnostik konzentriert sich unser Bemühen deshalb selbstverständlich auf die Krebsbekämpfung durch Früherkennung.

b) Können wegen einer zeitraubenden Methode von Anfang an relativ wenige Fälle untersucht werden, so besteht die Gefahr, daß kurable Magenkarzinome unerkannt bleiben, weil bei ihnen keine rechtzeitige Untersuchung durchgeführt wurde. Um Erfolge bei der Früherkennung des Magenkarzinoms zu erzielen, muß man demnach möglichst viele Personen im karzinomgefährdeten Alter untersuchen. Als Magen-Reihenuntersuchung läßt sich dies realisieren. Methoden einer Magen-Reihenuntersuchung müssen folgende Voraussetzungen erfüllen [11,17,18,19]:

1. risikolose und beschwerdearme Methode,
2. besonders einfache und schnelle Durchführbarkeit,
3. hohe diagnostische Leistungsfähigkeit,
4. niedrige Kosten.

Da Magen-Schirmbild- und Gastrokamera-Untersuchungen den genannten Forderungen gerecht werden, sind sie die heute hauptsächlich benutzten Methoden für die Magen-Reihenuntersuchung [11,17,18,19,33]. Es wurde bereits in Japan an Millionen Untersuchten erwiesen, daß solche Reihenuntersuchungen auch finanziell durchführbar sind. Die Magen-Reihenuntersuchungen werden meistens in den Wohnbezirken oder an den Arbeitsplätzen und teilweise in der Ambulanz von zentralgelegenen Untersuchungsstellen durchgeführt [11,17].

c) Die Gastrokamera wird in Japan seit 1960 bei Magen-Reihenuntersuchungen benutzt [13,33]. Mit der Spezialgastrokamera, Modell GT-P_I oder GT-P_{II}, deren Schlauchdurchmesser nur 5,5 mm beträgt, kann ein erfahrener Untersucher in einer Stunde 20 bis 25 Personen untersuchen [18,33]. Allerdings empfiehlt es sich, die maximale Frequenz je Tag und Untersucher auf 80, optimal auf 50, zu beschränken [33]. Die Gastrokamera-Filme werden nach der Entwicklung gewöhnlich von einigen Fachleuten gemeinsam oder aber nebeneinander beurteilt. Sie können in einer Minute durchschnittlich etwa 3 – 4 Gastrokamera-Filme auswerten [8]. Es muß dabei besonders als Vorteil der Gastrokamera-Untersuchung hervorgehoben werden, daß man das fotografische Vorgehen und die Beurteilung getrennt vornehmen kann. Es ist zweifellos nicht möglich, mit einem Fiberskop ebenso viele Untersuchungen durchzuführen und gleichzeitig eine Diagnose zu stellen. Mit einem Fiberskop lassen sich gewöhnlich in einer Stunde zwei, höchstens drei Patienten untersuchen, andernfalls ist eine Verminderung der diagnostischen Sicherheit zu befürchten [18].

d) Die **Tabelle 5** zeigt die Sammelstatistik über Ergebnisse von Magen-Reihenuntersuchungen in Japan, bei denen die Gastrokamera-Untersuchung zusammen mit Schirmbild-Aufnahmen eine wichtige Rolle spielte [16,17]. Die heute beste Methode der Magen-Reihenuntersuchung ist es, bei der ersten Screening-Untersuchung beide Untersuchungen durchzuführen [11,17,19]. Durch die Reihenuntersuchungen können eine Reihe von subjektiv beschwerdefreien Patienten mit Magen-Frühkarzinomen gefunden werden. Die Wichtigkeit und die Realisierbarkeit der Magen-Reihenuntersuchung werden auch in Europa im Zuge der Vorsorgeuntersuchung sicher Anerkennung finden und die Verbreitung ihrer Durchführung ermöglichen.

Tabelle 5. Ergebnisse von Magen-Reihenuntersuchungen. Sammelstatistik aus Japan

	1964	1965
Karzinom	554 (0,26 %)	916 (0,27 %)
Ulkus	4583 (2,18 %)	7920 (2,37 %)
Polyp	579 (0,28 %)	1098 (0,33 %)
Anzahl der Untersuchten	210017	333531

nach ARIGA 1967

Zusammenfassung. Die Bedeutung der Gastrokamera-Untersuchungsmethode im Rahmen der morphologischen Magendiagnostik umschriebener Veränderungen wurde im Vergleich mit anderen Untersuchungsmethoden dargelegt. Die Gastrokamera-Untersuchung gilt neben der Röntgen-Untersuchung als Grundmethode der Magendiagnostik und die meisten umschriebenen Magenerkrankungen lassen sich durch die Verwendung beider Untersuchungsverfahren diagnostizieren. Die Gastrokamera-Untersuchung hat außerdem besondere Bedeutung für die Magen-Reihenuntersuchung. Die Durchführung einer mikroskopischen Untersuchungsmethode empfiehlt sich nur in den Fällen, bei welchen die Existenz einer umschriebenen Veränderung makroskopisch festgestellt wurde, deren qualitativer Charakter aber schwer differenzierbar war. Das Biopsie-Gerät ist kein Suchgerät zum Auffinden pathologischer Veränderungen. Alle Vorzüge, die jede einzelne Untersuchungsmethode besitzt, sollten ausgenutzt und ihren Eigenschaften gemäß für die korrekte Diagnosestellung der Magenerkrankungen kombiniert werden.

Literatur

[1] ASHIZAWA, S.: Persönliche Mitteilung (1969).
[2] HAYASHI, K. u. Y. SUGIURA: Gezielte Gastrobiopsie und abrasive Gastrozytologie. Gastroenterol. Endoscopy (Tokyo) **8**, 37 (1966).
[3] KASUGAI, T.: Wert der gezielten Spülzytologie mit verschiedenen Spülflüssigkeiten und der gezielten Gastrobiopsie. Gastroenterol. Endoscopy (Tokyo) **10**, 79 (1968).
[4] KASUGAI, T. et al.: Gastric Biopsy of Minute Carcinoma. Stomach and Intestine (Tokyo) **5**, 817 (1970).
[5] KIDOKORO. T.: Diskussionsbeitrag zum Thema „Gezielte Magendiagnostik". Stomach and Intestine (Tokyo) **3**, 1295 (1968).
[6] KIDOKORO, T. et al.: Surgery and Gastric Biopsy. Stomach and Intestine (Tokyo) **5**, 803 (1970).
[7] KOZAKI, G.: Zitiert n. [9].
[8] NIKAIDO, N. u. S. OSHIBA: Persönliche Mitteilung (1970).
[9] OKUDA, S.: Diskussionsbeitrag zum Thema „Gezielte Magendiagnostik". Stomach and Intestine (Tokyo) **3**, 1296 (1968).
[10] OSHIMA, H.: Über Beschwerden bei der Gastrokamera-Untersuchung. Med. Kl. **62**, 2024 (1967) [Berichtigung: **63**, 320 (1968)].
[11] OSHIMA, H.: Die Gastrokamera-Untersuchung und ihr Wert für die Magenkarzinom-Auffindung. Dänische Gesellschaft für Gastroenterologie, Kopenhagen (1968).

[12] OSHIMA, H.: Früherkennung des Magenkarzinoms mit der Gastrokamera. Med. Welt **20** (N.F.), 500 (1969).

[13] OSHIMA, H.: Routinemäßige Gastrokamera-Untersuchungen und ihre technischen Fortschritte. Dtsch. med. Journal **20**, 254 (1969).

[14] OSHIMA, H.: Der diagnostische Wert von Gastrokamera-Bildern. Med. Kl. **64**, 2034 (1969).

[15] OSHIMA, H.: La gastrocaméra et son emploi actuel, Médecine et Hygiène (Genève) **27**, 1007 (1969).

[16] OSHIMA, H.: Le diagnostic du cancer précoce de l'estomac avec la gastrocaméra. Médecine et Hygiène (Genève) **27**, 1008 (1969).

[17] OSHIMA, H., W. BERGEMANN u. J. GALARZA: Ambulante Reihenuntersuchungen des Magens mit der Gastrokamera. In: R. OTTENJANN (Hrsg.): Fortschritte der Endoskopie, Bd. 2, S. 173, Schattauer-Verlag, Stuttgart-New York (1970).

[18] OSHIMA, H.: Vergleich der Gastrokamera-Untersuchung mit der Gastroskopie. Dtsch. med. Wschr. **95**, 346 (1970).

[19] OSHIMA, H.: Gastrokamera-Untersuchung zur Frühauffindung des Magenkarzinoms. diagnostik **3**, 66 (1970).

[20] OSHIMA, H.: Gastrokamera-Untersuchung und gezielte Gastrobiopsie. Dtsch. med. Wschr. **95**, 1178 (1970).

[21] OSHIMA, H.: Die Verwendungsmöglichkeiten der verschiedenen Gastrokamera-Modelle – unter Berücksichtigung des Gastrobiopsie-Geräts. In: Grundlagen der gastroenterologischen Endoskopie, Verhandlungsband Nr. 1 der Zschr. f. Gastroenterologie, S. 92, Karl Demeter Verlag, Gräfelfing (1970).

[22] OTTENJANN, R.: Technik und Bedeutung der Gastroskopie. In: R. OTTENJANN u. K. ELSTER (Hrsg.): Gastroenterologische Endoskopie und Biopsie (Verhandlungsband), S. 21, Erlangen (1969).

[23] SAKITA, T. u. S. TAKASU: Diagnostik der Magen-Frühkarzinome durch die gezielte Gastrobiopsie, Gastroenterol. Endoscopy (Tokyo) **8**, 45 (1966).

[24] SAKITA, T.: Persönliche Mitteilung (1969).

[25] SEKIGUCHI, T.: Die Rolle der gezielten Gastrobiopsie bei der Diagnostik der Magen-Frühkarzinome, Gastroenterol. Endoscopy (Tokyo) **10**, 57 (1968).

[26] STADELMANN, O. u. a.: Ergebnisse endoskopischer Gastrobiopsie-Berichte über etwa 1500 gezielte Mageneinzelbiopsien. Dtsch. med. Wschr. **94**, 839 (1969).

[27] TAKAGI, K.: Gastrobiopsie (II). Stomach and Intestine (Tokyo) **2**, 261 (1967).

[28] TAKAGI, K.: An Initial Approach to Gastric Biopsy. Stomach and Intestine (Tokyo) **5**, 797 (1970).

[29] TAKAGI, K.: Persönliche Mitteilung (1970).

[30] TAKASU, S.: In: „Gastrokamera-Diagnostik", S. 22, 23 u. 58, Nippon-Igakushashin-Center, Tokyo (1964).

[31] TAKASU, S.: In: „Diapositiv-Sammlung der makroskopischen Präparate des Magen-Frühkarzinoms", S. 23, Nippon-Igakushashin-Center, Tokyo (1966).

[32] TAKEMOTO, T.: Differentialdiagnose beim Magen-Frühkarzinom mit der gezielten Gastrobiopsie. Stomach and Intestine (Tokyo) **2**, 643 (1967).

[33] TANAKA, K.: In: TASAKA u. a.: „Die Gastrokamera und ihre klinische Anwendung", S. 374, Bunkodo-Verlag, Tokyo (1966).

[34] TANEDA, T.: Die erneute Abschätzung der gezielten Gastrobiopsie und -zytologie bei Magen-Frühkarzinomen, Gastroenterol. Endoscopy (Tokyo) **10**, 74 (1968).

[35] YAMAKAWA, T.: Diagnosis of malignant lesion of the stomach by Direct Vision Biopsy and its Touch Smear Cytology, Gastroenterol. Endoscopy (Tokyo) **11**, 4 (1969).

Kommentar zum Kapitel V

H. Oshima

Die heutige Bedeutung der Gastrokamera-Untersuchungsmethode in der morphologischen Magendiagnostik wurde oben bereits dargestellt. Heute werden in Japan z. B. von frei praktizierenden Ärzten sehr viele, insbesondere „blinde" Gastrokamera-Untersuchungen zur Abklärung von Oberbauchbeschwerden vorgenommen, selten dagegen fraktionierte **Magensaftanalysen.** Dies kann man so verstehen, daß die Aussagekraft der Gastrokamera-Diagnostik bei der Abklärung von Oberbauchbeschwerden größer ist und sie sich sehr viel schneller durchführen läßt. Es ist bemerkenswert, daß Hafter (Zürich) bei der Diskussion anläßlich dieser Veranstaltung sagte, die chemischen Magensaft-Untersuchungen seien weiter zurückzusetzen hinter die Allgemeinuntersuchung, Röntgen- und Gastrokamera-Untersuchung, denn sie wären mit wenigen Ausnahmen (z. B. Zollinger-Ellison-Syndrom) nur noch von akademischem Interesse.

Es mag eigenartig erscheinen, daß die gezielte **Gastrobiopsie** sich für Frühkarzinome als treffsicherer erweist als für fortgeschrittene Magenkarzinome (s. **Tab. 3** in S. 133). Eine Erklärung dafür ist wohl die Erfahrung, daß die Magenwand bei Frühkarzinomen gewöhnlich elastisch ist und deshalb die Manipulation mit dem Biopsiegerät leicht ermöglicht. Dagegen ist der Magen bei einem fortgeschrittenen Karzinom nicht selten deformiert. Ein verdickter, steiler Randwall erschwert manchmal die Gewebsentnahme aus einer gewünschten Partie. Auch ein dicker, fester Belag an einem fortgeschrittenen Karzinom macht Schwierigkeiten. Bei einer Form des fortgeschrittenen Magenkarzinoms, bei der die Infiltration an der Schleimhautoberfläche nur in einer kleinen Partie bloßliegt, läßt sich die gezielte Biopsie schwer durchführen.

In der Diskussion wurde mehrfach gefragt, welcher Personenkreis mit der Gastrokamera untersucht werden soll. Wie wir es in Berlin seit Februar 1968 praktiziert haben [2,3], sieht auch Heinkel (Stuttgart) die Indikation für die „blinde" Gastrokamera-Untersuchung vor allem bei Patienten mit Oberbauchbeschwerden, aber negativem Röntgenbefund für gegeben an. Er meinte, daß **Reihenuntersuchungen** für Deutschland derzeit nicht in Frage kämen, da der Anteil der Magenkrebssterbefälle an der Gesamtkrebssterblichkeit hier 25 % gegenüber 80 % in Japan beträgt. Ottenjann (ehem. Erlangen) erwähnte, daß wegen der wenigen zu erwartenden Frühkarzinome ein Screening mit der Gastrokamera in Deutschland aus Kostengründen nicht praktikabel sei. Dabei ging er davon aus, daß in Deutschland nur halb soviele Magenkarzinome vorkommen würden wie in Japan. Diese Meinung konnte inzwischen von SCHÄFER, MIKAT u. a. widerlegt werden (s. auch S. 74, 75) [4].

So betrug z. B. auch die Magenkarzinom-Häufigkeit bei 1349 eigenen untersuchten Fällen 9,4 % (OSHIMA 1969). Sie lag damit etwa gleich hoch wie die in japanischen Statistiken angegebene [2]. In dem von OTTENJANN zitierten Bericht von ARIGA (1964) betrug die Häufigkeit der Magenkarzinome bei Reihenuntersuchungen an 674 877 Fällen 0,09 %. Unter Verwendung der letztgenannten Veröffentlichung schätzte ersterer die Kosten für die Entdeckung eines Frühkarzinoms auf 150 000,– DM (S. 122). Von ARIGA selbst wurde aber bereits 1967 geschrieben, daß diese von OTTENJANN als Berechnungsgrundlage benutzten damaligen japanischen Statistiken einen Fehler aufwiesen (korrigierte Zahlenangaben **Tab. 5**, S. 141, von mir mitgeteilt im März 1969) [1,3]. Für die **Kosten von Reihenuntersuchungen** sollen die Angaben von YAMAGATA u. Mitarb. (1968) als Beispiel dienen. Die Gesamtkosten pro Auffindung eines Frühkarzinoms bei 67 140 Untersuchungen in Nord-Japan liegen bei umgerechnet etwa 20 000,– DM, pro aufgefundenes Magenkarzinom bei etwa 6 000,– DM [2].

Aus Zeitgründen sind Screening-Untersuchungen mit einem Fibergastroskop nicht durchführbar. Auch die in der Diskussion von einem Untersucher angegebene Untersuchungsfrequenz von 5 – 6 Gastroskopien pro Stunde in der Klinik ist wohl zu hoch gegriffen (s. auch S. 140).

Für die Erlernung der Gastrokamera-Diagnostik ist eine **Ausbildung** wie für jede andere Spezialmethodik notwendig. Wenn dafür auch in Europa wie in Japan Institutionen an verschiedenen Orten geschaffen werden, kann sicherlich jeder Untersucher leichter die korrekte Beurteilung der Gastrokamera-Bilder erlernen (S. 139).

Literatur

[1] ARIGA, K.: Magen-Reihenuntersuchung (in Frage und Antwort). Stomach and Intestine (Tokyo) **2**, 851 (1967) (jap.).

[2] OSHIMA, H.: Gastrokamera-Untersuchung zur Frühauffindung des Magenkarzinoms. diagnostik **3**, 66 (1970).

[3] OSHIMA, H., W. BERGEMANN u. J. GALARZA: Ambulante Magen-Reihenuntersuchungen mit der Gastrokamera. In: R. OTTENJANN (Hrsg.): Fortschritte der Endoskopie, Bd. 2, S. 173, Schattauer-Verlag, Stuttgart-New York (1970).

[4] SCHÄFER, P. K., B. MIKAT, R. KNÖCHELMANN, W. BERGEMANN u. H. OSHIMA: Grundlagen für Präventiv-Untersuchungen beim Magenkarzinom in Deutschland. Dtsch. med. Journal **21**, 996 (1970).

Schlußwort

M. SCHWAB

In den verschiedenen Referaten wurde sehr anschaulich der Wert der Gastrokamera-Diagnostik geschildert. Ich möchte zusammenfassend darlegen, warum ich als Nicht-Endoskopiker ein enthusiasmierter Anhänger dieser Methodik geworden bin.

Als interessierter Kliniker steht man täglich am Krankenbett vor der Frage, wie die einzelnen Untersuchungsmethoden in ihrer Wertigkeit und in ihren Ergebnissen zu einem endgültigen Bild über den Kranken zusammengefügt werden können. Drei Fragen erschienen mit zur Beurteilung der Gastrokamera-Methodik besonders wichtig:

1. Wie lange benötigt ein interessierter Anfänger auf dem Gastrokamera-Gebiet, bis er die Möglichkeiten voll nutzen kann?

Nach 100 bis 150 Untersuchungen bei mehreren Untersuchungen pro Woche wird nach Angaben von H. OSHIMA im allgemeinen ein befriedigender Standard erreicht, wenn eine entsprechende Anleitung vorliegt. Dieses ist ähnlich wie auf vielen anderen Gebieten der Medizin. Die Leistungsfähigkeit der Methode kann nur von dem voll ausgenutzt werden, der genügend Erfahrung mit dieser Methode gewonnen hat.

2. Welchen Vorteil bietet die Gastrokamera gegenüber der üblichen konventionellen Gastroskopie und der Objektivierbarkeit durch extragastrale Fotografie mit einer Aufsatzkamera?

Ich habe mich davon überzeugt und verschiedene Beiträge dieser Veranstaltung haben das gleichermaßen gezeigt, daß die Qualität der Gastrokamerabilder besser ist und der Öffnungswinkel der Kamera und das damit objektivierte Areal im Magen deutlich größer ist.

3. Kann man ein Magen-Frühkarzinom durch die Gastrokamera-Untersuchung diagnostizieren?

Ich bin am Frühkarzinom des Magens interessiert, seitdem ich als Assistent bei BERG und PREVOT in Hamburg mit den Röntgenmethoden der Früh-Karzinom-Diagnostik vertraut gemacht worden bin und ich damals sehr eindrucksvoll erlebte, wie der Maler Emil NOLDE 10 Jahre nach der Operation eines Magen-Frühkarzinoms rezidivfrei zur Nachuntersuchung kam; er war also geheilt worden. OSHIMA hat mir gesagt, daß man jetzt mit über 90 %iger Sicherheit ein Frühkarzinom mit der Gastrokamera-Methode diagnostizieren kann. Diese Behauptung hat natürlich zu erheblichen Diskussionen mit den Pathologen geführt. Der Pathologe wird gegenüber dieser hohen Treffsicherheit der makroskopischen Beurteilung sehr skeptisch eingestellt sein. Es ist aber zu berücksichtigen, daß der Pathologe z. T. unter weniger günstigen Bedingungen arbeitet, die wahrscheinlich eine andere Einstellung zur makroskopischen Diagnose an der Magenschleimhaut nicht möglich machen. Er verlagert seine diagnostische Entscheidung auf das Mikroskopische. Im Unterschied dazu sind die in vivo gewonnenen Gastrokamera-Bilder so hochwertig, daß die makroskopische Diagnose in der Hand des Erfahrenen sehr wohl zu solch hoher Treffsicherheit entwickelt werden kann.

Auch diese Frage muß also positiv für die Gastrokamera-Diagnostik beantwortet werden.

Damit aber ist dem Gastroenterologen eine Methode in die Hand gegeben, die es gestattet, das Magenkarzinom in so frühem Stadium zu diagnostizieren, daß die chirurgische Behandlung weitaus bessere Chancen als bisher haben muß.

Das Bestreben der nächsten Jahre muß es sein, durch Reihenuntersuchungen, besonders bei Personen, die erfahrungsgemäß überdurchschnittlich häufig an Magenkarzinom erkranken (z. B. Patienten mit anazider Gastritis), möglichst zahlreiche Frühkarzinome festzustellen und der operativen Behandlung zuzuführen. Die Gastrokamera-Diagnostik wird in Zukunft bei uns außer den Routineuntersuchungen in Praxis und Klinik auf dem Gebiet der Reihenuntersuchungen eine wichtige Aufgabe zu übernehmen haben.

Papier | Fördert gute Waldnutzung
FSC® C083411

Zeitfracht Medien GmbH
Ferdinand-Jühlke-Straße 7
99095 Erfurt, Deutschland
produktsicherheit@kolibri360.de